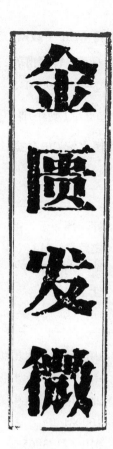

[清] 曹颖甫 著

U0189518

中国科学技术出版社
·北 京·

图书在版编目（CIP）数据

金匮发微 / (清) 曹颖甫著 . — 北京 : 中国科学技术出版社 , 2023.1
ISBN 978-7-5046-9640-3

Ⅰ . ①金… Ⅱ . ①曹… Ⅲ . ①《金匮要略方论》—研究 Ⅳ . ① R222.39

中国版本图书馆 CIP 数据核字 (2022) 第 100427 号

策划编辑	韩　翔　于　雷
责任编辑	史慧勤
文字编辑	靳　羽　张玥莹
装帧设计	佳木水轩
责任印制	徐　飞

出　　版	中国科学技术出版社
发　　行	中国科学技术出版社有限公司发行部
地　　址	北京市海淀区中关村南大街 16 号
邮　　编	100081
发行电话	010-62173865
传　　真	010-62179148
网　　址	http://www.cspbooks.com.cn

开　　本	710mm×1000mm　1/16
字　　数	175 千字
印　　张	17
版　　次	2023 年 1 月第 1 版
印　　次	2023 年 1 月第 1 次印刷
印　　刷	运河（唐山）印务有限公司
书　　号	ISBN 978-7-5046-9640-3/R·2906
定　　价	32.00 元

内容提要

　　本书为著名中医学家、中医教育家、经方大家曹颖甫对《金匮要略》精蕴和原委的探索之作。曹氏将仲景医理、医方实践发挥后，加以详注。全书融会了曹氏数十年临床经验，书中注释各条，不但解析病理，而且博引著者多年治病经验为佐证，读者据此运用，当知医家真传。曹氏留给后人的著作，正是发掘、整理传统中医学的宝贵资料。本书适合中医院校师生、仲景学说研究者、伤寒教研室学者、中医临床工作者、民间中医、西医学习中医者、经方爱好者及广大中医爱好者阅读参考。

作者简介

曹颖甫（1866—1937年），名家达，字颖甫，一字尹孚，号鹏南，晚署拙巢老人，江苏江阴人，医学家。

曹颖甫少年受家中长辈影响，喜读医书，自言"髫（tiáo，幼年）年即喜读张隐庵《伤寒论注》"。清光绪年间，中举人，入南菁书院研求经训之学，人皆称之"曹戆（gàng，傻愣）"，曹颖甫受之夷然。后因清政府废除科举，曹颖甫转而行医，兼卖诗赈画，赖以生计。其书画一流，在沪期间，还结识了吴昌硕等名流。

丁甘仁创办上海中医专门学校，延骋曹颖甫，曹颖甫的口才不好，口音又重，上课时带着水烟筒和纸媒，且抽且讲。学生数百人，秦伯未、章次公、严苍山、姜佐景等继其术。

1937年七七事变后，中日战争全面爆发，曹颖甫在江阴老家的书房中修改书稿，忽有四个日本兵追赶一妇女闯入曹宅，曹颖甫闻变，拄杖而起，上前拦住，怒喝日兵。日兵发作，举枪便打，曹颖甫不倒，日兵又用刺刀捅其腹，一代名医慷慨就义。

因曹颖甫喜梅，时人赞其"此身定是梅花骨，万世流传医圣魂"。

出版说明

本书以 1936 年上海医学书局铅印本为底本，原书系繁体字竖排本，现改为规范的简化字横排本。因改竖排为横排，依照惯例，书中的"右"字，一律改为"上"字，"左"字改为"下"字。

凡书中明显刊刻错误，径改，或于文后加注；通假字或异体字径改，个别的给予保留，文后不出注。

为保持本书原貌，书中的"内""证候""症候"等字或词未作改动。病名、处方名及用量，原则上均遵原书不改。

原书中的部分药名、专有名词等，按照现代统一名称径改，如"栝楼"改为"瓜蒌"，"黄耆"改为"黄芪"，"藏府"改为"脏腑"，文后不出注。

焦 序

吾国医学衰微久矣。盖自金元以来，每喜别树一帜，创为学说，以为独得之秘，虽与古人实事求是之学稍异，然犹有独到之处。及至晚近，操是业者日趋苟桩，仅取《脉诀》《药性赋》等书读之，抄录方案数百通，以为已尽医学之能事，而于医经忽焉不讲。犹阳尊仲景为医圣，问以《伤寒》《金匮》之方论，则瞠目而不能对，甚有谓古方不可以治今病，江南无真伤寒，其离经叛道有如此者，此乃生民之厄运也。旁观日本，则研究汉医者大有其人，若东洞吉益、丹波元简、汤本求真辈，皆有著述行世，使仲圣之微言奥旨得以大明。吾国有志之士多取为参考之资，古人所谓礼失而求诸野，不其然乎！余忝长中央国医馆，见医学之日衰，辄思有以振之而不可得。适今年春江阴曹颖甫先生本其数十年之心得，以毕生之经验撰成《金匮发微》一书，刊以行世，求予一言以为重，予窃惟先生之书洞迹探微、发挥精义，而于前人注解之不当者则订正之。其嘉惠来学为不少矣，是为序。

民国二十五年四月维夏焦易堂

丁 序

　　医之为道，随文学为消长，岂不以通人多则理明，市人多则理晦耶？自长沙创愈疾之法，若日月光，后之儒者不兼治医，以致抄写伪谬莫之。考正近世以来，国学衰微、堂奥寝塞矣。江阴曹颖❶甫先生，中年登贤书，博通经子，复承其先君子秉生、朗轩两先生遗教，兼治《伤寒论》，沈❷潜探索，务求有得于心，不急急于问世，迄今垂四十年矣。向在丁卯之岁，先生始考订《伤寒论》书，昼夜之力若攻坚木，不断不释也，如凿瞀❸井，不见水不止也，注其疑难，订其伪误，垂四年而后成，岂真不惮劳哉？诚恐千载而下，谬种流传。长沙大法，益陵夷而莫之贵也。自兹以往，因遂肆力于《金匮玉函经》。按：《金匮》与《伤寒》相表里，故全书所载若"痉湿暍篇""呕吐哕下利篇"多与《伤寒论》所载大同小异，其余证治于二十二篇中亦多散见，此可知治杂病者不可不明六经矣。但《金匮》传写，伪谬处不减《伤寒》，而同证异治与异证独治之方则尤多于《伤寒》，故治《金匮》者，自徐尤而外，迄无传作，盖非好学深思、心知其义，

---

❶ 颖：原作"尹"，据上文改，下同。

❷ 沈：通"沉"。

❸ 瞀（yuān）：意为"眼球枯陷失明"，引申为"枯竭"。

诚未易为浅见寡闻道也。先生此注，成于戊辰冬季，为抄写者散佚其半，遂成缺失，于是重加研核，始于癸酉六月成书，盖又三年于兹矣。世固有能读先生之书者乎？吾将拭目俟之。

癸酉八月嵊县丁宗兴序

陆　序

　　曩❶尝遇已故某伟人，与余杭章太炎先生相继演说。某伟人陈义夫薄，吐辞浅易，而听者倾耳屏息、摩肩踵❷足，讲舍不能容。章先生继之引据翔实，言辞雅训，三数语后，听者稍稍引去，此讲毕，全舍仅存十许人，有假寐者，此无他，其曲弥高，其和弥寡故也。江阴曹拙巢先生，精选学诗文书画，俱推绝诣，以其余绪，治医专宗长沙，视晋唐以后蔑如，无论金元。与故名医丁君甘仁友善，讨论医学，互相推重，丁君精旨秘术，门人子弟所或未知者，先生无不知之。二君既年相若，道相似，然妇人孺子皆知有丁君，而丈夫治医者或未知有曹先生焉。此无他，先生拙于言辞，不善修饰，上海浮夸之地，人多皮相❸故也。丁君既没，后生小子转相依附，窃取剿袭，跻于著作，人或亦争相购取，风行一时。先生出其心得治验，著《伤寒发微》，仆得而先读之，以经解经，精湛允当，以为自来注大论者未能或先，而世人顾不甚重视焉。嗟乎！末世耳食，颠倒是非，有如是者，仆因章君次公获交先生久矣，心仪其人，而愤世人之无

---

❶ 曩（nǎng）：意为"从前，以往"。
❷ 踵：原作"重"，据文意改。
❸ 皮相：只看到表面现象，不透彻，不深入。

目，今先生将续刻《金匮发微》走书责序，且嘱揄扬，以速其书之行。仆谓先生书风行与否，不足为先生重轻，不行适足以见先生耳。因书其所以知先生之始末，以告天下后世之具正法眼藏者。

丙子三月后学陆彭年渊雷拜序

许　序

　　历来治古书者，造端于善信，而成功于善疑。不善信则涉猎而不专，不善疑则茫昧而失实。考仲景之《伤寒杂病论》，自王叔和编次以来，以非仲景之旧，其中论伤寒者十卷，论杂病者六卷，至梁《七录》及唐书《艺文志》所载，乃独存论伤寒之十卷，而论杂病之六卷不与焉。惟宋时有一本将全书十六卷删节为三卷者，名《金匮玉函要略》，尚存馆阁中，其书上卷论伤寒，中论杂病，下载其方，并疗妇人。王洙于蠹简中得之，以其论伤寒者文多简略，但取杂病以下至服食禁忌二十五篇，二百六十五方，而仍其旧名。林亿等校理又取此二卷分为三卷以符原定之数，改颜曰《金匮方论》，即今之《金匮要略》是也。曹师颖甫寝馈于仲景之学者凡四十年，行医海上，以敢用药闻，不屑软熟、阿婑❶取媚于世。所著《伤寒发微》既已刊行于世，盛誉医林，复有《金匮发微》之辑。夫《金匮》一书，治者视《伤寒》为少，宋、元人皆无注释，明初赵以德始有《衍义》之作，厥后较伙，就半龙所觏，仅五十余家。若黄坤载、程云来、魏念庭辈所笺，见仁见智，都有独到之处，而尤在泾之《金

---

❶　婑（ān）：依违从人，敷衍逢迎。

匮心典》允称精粹，师于诸家外能独树一帜，不为前贤学说所囿，于原文又多删订，计"脏腑经络篇"一条，"痉湿暍篇"一条，"百合狐惑篇"一条，"疟病篇"一条，"五脏风寒积聚篇"七条，"痰饮篇"一条，"惊悸吐衄篇"二条，"疮痈肠痈篇"二条，"妇人产后篇"二条，"妇人杂病篇"四条，凡二十二条。其他说解特异之处，尤不胜枚举，所为劳神苦形于百疑求一信者，盖类如此矣。顾师特隐于医耳，师工诗古文辞，善墨梅，酒酣耳热，红牙一曲，又复侧艳动人。半龙于壬戌之秋始获侍于左右，今岁春师年七十矣，同门等环请将所著《金匮发微》寿诸梨枣，师笑颔之而命半龙为之序，语云：上医医国，其次医人，其所为寿者大矣。固非铺张扬厉如习俗之徒，为焜耀者所得同日语，师其掀髯而进一觞乎。

丙子清明门人吴江许半龙谨序

章　序

昔先兄病阳明大实证，时医不知急下存阴，竟投增液诸剂，迁延数十日，竟以枯烁死。

先君痛之，乃命成之读成无己所注《伤寒论》，逐日讲授，必成诵而后已，曰：明乎此，则医学根本已立，后此之纷纭聚讼，胥不能摇夺之矣。成之谨受教，及卒读三阳三阴，证状治法，已粗得梗概，方期博览旁稽以求深造，又不幸失怙，受遗命游学上海中医专校，时江阴曹颖甫先生任讲席，成之亲炙议论，知其寝馈于仲景遗书者垂四十年，不尚空谈，惟凭实验，每于修业之暇，执经问难，商榷疑义，反复不厌，先生亦许其可造，谓他日传吾衣钵者，当在此子。固知奖借之语，不无溢美，然窃喜庭训师承之有合也。及戊辰年，先生成《金匮发微》，先生之年已六十有一，成之出重资觅工书者抄录，甫及半，后半部草稿为其同居者借阅，零星散佚，仅存十至四五，付梓之愿格而不行。及庚午年，成《伤寒发微》，既于辛未岁刊行传世，成之乃命门人谢诵穆、郭鸿杰等收拾丛残，抄成三数卷还之先生，先生随命长君湘人录之。先生复劳神殚精补注"疮痈"以下五篇，而《金匮发微》始有完书，即今之续付手民者是也。窃惟先生之学，提要钩玄、诠解精当固不待言，而其尤卓异者，凡经文之错简必校订之，前人注解之谬误必纠正之，复取平日经验方案附于经文之下，以明仲圣方治，效如桴鼓，使后之学者循是以求，不难入仲景堂奥，为其信而有征也。成之从游先生于今垂十七年，益以少日趋庭之训，致力于仲圣之书实专且久，爰不揣梼昧❶而书之。

　　　　　　丙子三月廿八日门人丹徒章成之拜撰

---

❶ 梼昧：愚昧无知。

秦 序

　　戊午秋，余从丁师甘仁游，闻江阴曹颖甫先生能诗古文词，心仪之，居数月，郁郁寡欢，私袖近作，往谒于厦门，路寄卢先生，见之曰：缠绵悱恻，此诗人之诗也。吾私淑渔洋数卜年，新城嫡乳将属斯人乎？余唯唯，时居停季君仲文在座，遽握手言欢，曰：今而后吾得一畏友矣。自是过从日密，有所作先示仲文先生，则或为评估，或窜易一二字，或竟弃置，以为毋庸存，兴之所，至时亦濡毫摊纸唱和，共忘寝食焉。翌岁许，许君盥孚来同学，亦能诗近选体，遂约每七日啜茗于明泉楼，藉图永日欢，并邀王君均卿暨于平施、徐少楠、王一仁、严苍山、章次公诸同学组织沧社，择半淞园为觞咏地，诗酒之盛，一时无两，迄于今，回首前尘，忽忽十七年矣。会先生有《金匮发微》之削青，命序于余，余交先生深，于信古医派良，非心好，不敢掇浮词进，聊述知遇，以志因缘。今者均卿、平施作古，仲文以痿躄居乡，一仁远客武林，余者或以意见不孚，踪迹稍疏，先生亦皤皤垂老，余则哀乐相乘，无复当时豪兴，不禁俯仰今昔而有余感也。

丙子二月诗弟子秦之济拜稿

　　是篇于本书略无关系，而文气夷犹宕往雅，近欧阳六一，不忍割爱，姑附于成之序后，以资展玩，正如施愚山所谓：题目虽差，文字却佳者。世有解人当不河汉予言，拙巢附识。

姜 序

读书不难，读中医书则难；读中医书不难，读《伤寒》《金匮》则难；读《伤寒》《金匮》不难，能融会而贯通之则难；融会二书而贯通之不难，能重实验摒臆测，注释之喻人以真知则难；注释二书而喻人以真知不难，能临证施治胥用经方，行与言合则良难；注书临证，行与言合不难，而能一剂知、二剂已，起沉疴于顷刻，挽天命之将倾则大难；然而药到病除、巧夺天工犹不难，藉于医术之外并茂医德，恻隐之心油然，慈悲之怀沛然，与贫病辄施药，过富家不矜功，风雪交加不能阻其驾，千里迢遥不足挠其愿，仿佛乎天使之下凡，登斯民于衽席，能如是乃万难。今有仁人焉，皓然白发，蔼然和颜，竟能运此万难若反掌，历数十年如一日者，则七十翁拙巢老人，吾师江阴曹颖甫先生是也。

先生夙承家学渊源，复寝馈于仲圣之书者四十余载。以庚午年成《伤寒发微》，刊行于辛未年。然先生虚怀若谷，不肯标榜，故虽验案累累，而《伤寒发微》中不多觏也。先于戊辰年著《金匮发微》，纳章氏次公言，稍稍入治验于其中，珍藏迄兹，盖又历八寒暑矣。迨（佐景）从师游，展卷拜读，方恍然知甘草粉蜜汤之粉为铅粉；蒲灰散之蒲为大叶菖蒲；蛇床子散本治阴中痒，而温阴寒之坐药当为吴茱蜀椒丸；蜘蛛散并不毒而能治狐疝如神。此皆先生所独验，抑千古之卓识也。更知皂荚丸之治咳逆上气，诃黎勒散之治气利，初不嫌其荡涤太峻，抑或收涩过专。又知一物瓜蒂汤之治太阳中暍病者，微汗即愈，绝不吐，亦不下，与《本经》吐下之说迥殊。奔豚汤之治奔豚，有赖甘李根白皮之功，适与《外台》之方相合。复见葶苈大枣泻肺汤之治肺痈，大黄牡丹皮汤之治肠痈，化险为夷，不劳解剖。推至桂枝芍药知母汤之治历节，桂枝加龙骨牡蛎汤之治盗汗与失精，无不如响，斯应别有发明。若夫麻黄加术汤治风湿之初起，微汗而解，免致有湿温之变。射干麻黄汤之治咽喉中水鸡声，痰平辄愈，亦无所谓肺病之虑，是又岂近世医家所可梦想而几及也哉？综上名贵之治迹，不唯他书所无有，纵求之于汤本求真氏之《皇汉医学》，亦有所不可得者。夫《皇汉医学》一书，乃日本诸名皇汉医家成绩之荟萃，风行我国，学子奉为圭臬，今《金匮发微》既有所过之，则其真际之价值，以宁有涯涘哉。

抑尤有进者，先生之学既臻化境，遂视亲历之奇特医案为不足录，甚或弃之不稍惜，而他人偶获其一鳞一爪，又靡不珍若拱璧，函以金玉。孟子曰：口之于味也，有同嗜焉。嘻！是岂偶然哉！佐景不敏，侍诊数载，虔求师道之发扬，爰选集先生医案医话都二百余则，益以佐景读书临证之心得，汇为一集，恭秉师命，颜曰《经方实验录》，盖纪其真也。兹是录已，分期刊诸全国各医学杂志之中，以快读者之先睹，并作发微之印证。夫然后仲圣之大道得复兴，于今日病家蒙其福，医者增其荣，更不复有医难之叹，方符吾师之夙愿矣乎！佐景乐观《金匮发微》之发刊也，敬书此以志喜云。

太岁在丙子五月门人瑞安姜佐景谨序

目　录

《金匮发微》卷之一

汉南阳张机仲景　**撰**

江阴曹家达颖甫　**注**

脏腑经络先后病脉证第一

问曰：上工治未病。何也？师曰：夫治未病者，见肝之病，知肝传脾，当先实脾，四季脾旺不受邪，即勿补之。中工不晓相传，见肝之病，不解实脾，惟治肝也。夫肝之病，补用酸，助用焦苦，益用甘味之药以调之，肝虚则用此法，实则不任用之。《经》曰：无实实，无虚虚，补不足，损有余，是其义也，余脏准此。

此节借肝病传脾，以明上工治未病之说也。肝藏血，虚则其叶燥，挺而压于脾，脾气郁，则痛延腹部，遂有腹中急痛之证。《伤寒论》云：阳脉急，阴脉弦，腹中急痛，先予小建中汤。盖桂枝汤其味本甘。加饴糖则其味益甘。《内经》所谓"肝苦急，急食甘以缓之"，即实脾之说也。脾旺不必泥四季，但湿土当旺之时即是，长夏用小建中，即病胀瀇，故曰勿补。中工不知因肝脏血虚之故，而用甘味以实脾，而以小建中汤为治肝补脾不二法门，则大误矣。盖肝之本味酸，而中含有胆液则苦，肝与胃同居膈下，而胃实为生血之源，肝胆之液渗入胃中，并能消食，寒则吐酸，肝之液也；热则吐苦，胆之液也。要之为胃气不和，胃气不和则无以资肝脏之血，且湿胜则肝胆不调，故多呕。湿之所聚，蛔病乃作。然则所谓补用酸，助用焦苦者，以乌梅丸言之也。但焦苦当言苦温，以乌梅之酸，合细辛、干姜、蜀椒、桂枝、附子之温及黄连、黄柏之苦燥，而后胃温湿化，肝胆之郁方得条达。更有胃中虚寒，干呕吐涎沫，则专用苦温之吴茱萸汤，而不用酸以补之者，此证寒湿初起，肝脏未虚，故但需助胃阳而止呕也。若夫益用甘味以调之者，乃专指建中汤言之。以上三法，皆为肝虚而设。凡病虚则生寒，实则生热，故有肝乘脾、肝乘肺而刺期门者，亦有厥深热深而当下者，亦有肝实血热、热利下重而用白头翁汤者。若不问虚实，而概用建中汤以治肝补脾，不病胀瀇，即病烦躁，故曰：不任用之。"无实实，无虚虚，补不足，损有余"，当是古《内经》文，见扁鹊《难经》。"酸入肝"至"要妙也"一段，述中工谬论不著紧要，特删去之，从黄坤载《悬解》例也。

夫人禀五常，因风气而生长，风气虽能生万物，亦能害万物，如水能载舟，亦能覆舟。若五脏元真通畅，人即安和。客气邪风，中人多死。千般疢难，不越三条：一者，皮肤所中，经络受邪，内入脏腑，为外所因也；二者，四肢九窍，血脉相传，壅塞不通，为所内因也；三者房室金刃虫兽所伤。以此详之，病由都尽。若人能养慎，不令邪风干忤经络；适中经络，未流传腑脏即医治之，四肢才觉重滞，即导引、吐纳、针灸、膏摩，勿令九窍闭塞。更能无犯王法、禽兽、灾伤，房室勿令竭乏，服食节其冷热酸苦甘辛，不遗形体有衰，病则无由入其腠理。腠者，是三焦通会元真之处；理者，是皮肤脏腑之文理也。

人禀五常，不过言人之禀五德耳，《浅注》谓：日在五气之中，非也。玩以下方说到风气，便知所谓因风气而生长者，人得风中空气，则精神爽健，然必清晨吸受，方为有益，故昔人多有吹卯时风而得大寿者，然亦不可太过，过则为病。譬如今人多喜吸受空气，甚至天寒地冻，夜中开窗眠睡，有不病伤寒者乎？此即风气生万物，亦能害万物之说也。是何异"水能载舟、亦能覆舟乎"？要惟本体强者，乃能无病，故脏腑元气充足，呼吸调畅，然后眠食安而营卫和。若外来之客气邪风，亦当思患预防，否则中人多死。假如风中皮毛肌腠，则病伤寒中风。风中于筋，则病拘挛；风中于脏腑，即口噤不识人；风中于头，则巅眩或疼痛，或口眼不正；风中于体，则半身不遂，是谓邪风。且风为百病长，合于燥则病燥，合于湿则病湿，合于寒则病寒，合于暑则病暑，是谓客气。然治之得法，犹有不死者。若夫疫疠之气、暴疾之风，中人往往致死。此节为全书大纲，故特举外因、内因、不外不内因三条以为之冠。六气之病，起于皮毛肌腠，故善治病者治皮毛，其次治肌肤。今以皮毛肌腠不固，邪中经络而入脏腑，是为外因。四肢九窍，血脉相传，脾胃主四肢，中阳不运，风湿困于四肢，则四肢为之不举；肝开窍于目而资于肾，肾阴耗而胆火盛，则目为之昏；肾开窍于耳而资于脑，脑气亏而肝火张，则耳为之聋；肺开窍于鼻，风邪袭肺，则鼻中不闻香臭；胃开窍于舌，胃中宿食不化，则口中不知五味；胃与大小肠下窍在肛门，肠胃燥则大便闭；三焦下窍在膀胱，湿痰阻其水道则小溲不利，阳热结于膀胱则小溲亦为之不利。是谓内因。若夫房室之伤，则病内热或蛊；金刃之伤，缓则溃烂，急则病破伤风；虫兽之伤，毒血凝瘀，甚则走窜周身而死（金刃初伤，用小蓟叶打烂涂之，不致出血太过；毒蛇咬伤，用壁虫入面酱内，捣涂即愈；疯犬咬伤，血必走窜大肠，凝结成块，久则发狂，宜抵当汤下之），是为不内不外因（许半龙曰：从经络传脏腑当为外因，血脉壅塞不通为内因，原本倒误，今从其说校正）。即此三因推之。全书大纲，略尽于此。凡此者，惟预为防范者能免之。才中皮毛肌腠，即用麻黄、桂枝二汤以发之，然后病机不传经络；即传经络，未及脏腑，即用葛根汤以发之，则外因之内陷者寡矣。血脉不流通，则四肢为之重滞，然当甫觉重滞，或用八段锦、十二段锦法，使筋节舒展；或吸气纳于丹田，而徐嘘散之，使周身血分、水分随之运行；甚或湿壅关节，时作酸痛，则针灸以通阳气，膏摩以破壅滞，则内因闭塞九窍者寡矣。然犹必安本分以避刑辟，远山林以避蛇虎，远床笫以保精髓，节衣服之寒暖，节五味之过当，务令营卫调适、内外强固，六淫之邪乃无由入其腠理，则病之成于不内不外因者又寡矣。所谓腠理者，人身肌肉方斜、长短、大小不等之块凑合而成，凑合处大隙即谓之腠；肌肉并众丝而成块，众丝之小隙即谓之理。胸中淋巴系统发出之乳糜水液，出肌腠而成汗，故曰通会元真。元真者，固有之元气、真气，血分中营阴及之，水分中卫阳亦及之，故曰通会文理。即合并成块之肉丝，不独肌肉有之，即胃与小肠、大肠并有之，各具淋巴微管，发出水液，故仲师连类及之耳。其实病气之始入，原不关乎内脏也。

问曰：病人有气色见于面部，愿闻其说。师曰：鼻头色青，腹中痛，苦冷者死；鼻头色微黑者，有水气；色黄者，胸上有寒；色白者，亡血也；设微赤，非时者死。其目正圆者，痉，不治。又色青为痛，色黑为劳，色赤为风，色黄者便难，色鲜明者有留饮。

气色之见于面部者，无病之人亦有之，借如夏令行烈日中，则面赤；暴受惊恐则色白，此其易知者也。明乎此，乃可推病之人气色。曰鼻头色青，腹中痛者。鼻头，鼻之上部尽头处，非鼻准之谓，相家谓之印堂，医家谓之阙下。小儿下利，印堂多见青色，腹痛不言可知，下利手足逆冷，为独阴无阳，故曰"苦冷者死"。湿家身色如熏黄者，黄中见黑色也，今印堂微见黑，故知其水气。湿病属脾脏，脾统血，血中有黄色之液，湿胜而血负，病在营，故其色黄黑相杂。水气属三焦、肾与膀胱，病在卫，故印堂微黑。胸中为饮食入胃发生水液之处，其水液由脾阳生发，中医谓之中焦，西医谓之淋巴系统。胸中有寒，是病留饮，故萎黄见于印堂。血不华色则白，故亡血者色白。人饮酒则面有赤色，行日中及向火并同，为其血热内盛，阳气外浮也。伤寒阴寒内踞，真阳外脱，则亦面见赤色，是谓戴阳，此证多属冬令，故曰非时者死，谓非夏令血热张发之候也。按：寒饮之色黄，失血之色白，或全见面部；戴阳之赤色，或见额上及两颧，不定在鼻之上部，故无鼻头字，非省文也。面色既辨，然又必验之于目。刚痉无汗，周身筋脉紧张，故目系强急而目正圆，此证脉必直上下行，《内经》所谓但弦无胃也，故曰不治。目色青，少年妇人时有之，或不必因病而见，然往往有肝郁乘脾，而腹中急痛。若夫色黑为劳，与女劳疸额上黑同。凡人目中瞳仁则黑，其外微黄，惟女劳则瞳仁 ❶ 外圈俱黑。吾乡钱茂材信芳，诊宋姓病断其必死，不三月果死。予问故，钱曰：女劳目之外眶尽黑，法在必死。盖瞳仁精散处外溢，如卵黄之忽散，臭败随之矣。风邪中于头，则入于目而目脉赤，荆芥、防风、蝉衣、僵蚕等味熏洗，足以愈之，仲师固无方治也。色黄便难，是谓谷疸，宜茵陈蒿汤。惟鲜明有留饮，当指面目鲜泽者及目下有卧蚕形者言之。若专以目论，则巧媚妇人，固自有明眸善睐者，何尝病留饮乎！

师曰：病人语声寂寂然，喜惊呼者，骨节间病；语声喑喑然不彻者，心膈间病，语声啾啾然细而长者，头中痛。

无病之人，语声如平时，虽高下疾徐不同，决无特异之处。寒湿在骨节间，发为酸痛，故怠于语言而声寂寂，转侧则剧痛，故喜惊呼。心膈间为肺，湿痰阻肺窍，故语声喑喑然不彻。头痛者，出言大则脑痛欲裂，故语声啾啾然细而长，不敢高声语也。

师曰：息摇肩者，心中坚；息引胸中上气者咳；息张口短气

---

❶ 仁：原作"人"，据文义改，下同。

者，肺痿吐沫。(此条"心中坚"当为"心下坚"之误)

痰饮留于膈间，则心下坚满。痰饮篇所谓"虽利，心下续坚满，膈间支饮，其人喘满，心下痞坚"。寒疝篇"脉紧大而弦者，必心下坚"。则此云"息摇肩、心中坚者"，其必为"心下坚"之误无疑。心为君主之脏，不能容纳外邪，惟心下为膈与胃相逼处，痰湿流于膈间，则气为之阻而气不顺。至于两肩用力摇动，则心下之坚满可知矣。此为湿痰凝固之证，所谓宜十枣汤者也。至于息引胸中上气而咳，即后文咳则上气之证。吐黄浊者，宜皂荚丸；有水痰者，宜射干麻黄汤；张口短气者，肺痿吐沫，即后篇所谓肺痿之证。以上三者，皆出于主气之肺，辨息至为切近，故类及之。

师曰：吸而微数，其病在中焦，实也，当下之则愈，虚者不治。在上焦者，其吸促；在下焦者，其吸远，此皆难治。呼吸动摇振振，不治。

息由丹田上出肺窍，是为呼；由肺窍下入丹田，是为吸。呼吸略无阻碍，乃为无病之人。惟中脘宿食不化，则吸入之气至中脘而还，不能下入丹田，故出纳转数，下之则上下通彻，略无窒碍，此大承气汤所以为承接中气之用也。然有本为大承气证始病失下，病久精气耗损、肠胃枯燥而死者，即有久病虚羸，一下正随邪尽。以致虚脱而死者。因此后医失误，转授前医以为口实，而硝黄遂成禁例。然则仲师言虚者不治，为法当早下言之，非为见死不救之庸工言之也（大下后食复同此例）。若夫肺虚而吸气乏力，故吸促；肾虚而纳气无权，故吸远。促者，上焦不容；远者，下焦不摄，故曰难治。其不曰不治而曰难治者，肺痈、肺痿、肺胀及膈间有留饮，其吸皆促，为其有所阻也；亡血失精，其吸皆远，为其不相引也。数者皆有方治，而愈期正不可知，故曰难治。至于呼吸动摇振振，其人必大肉瘦陷，大骨枯槁，午后微热，死在旦夕，虽便扁鹊复生，无能为役矣。

师曰：寸口脉动者。因其王**❶**时而动，四时各随其色；非其时，色脉皆当病。

此寸口以两手六部言之，凡脉之大小，视血分热度之高下；血分之热度，又以天时之寒暖为盈朒**❷**。天时至春而疏达，则其脉调畅；夏而张发，则其脉盛大；秋而收束，则其脉敛抑；冬而闭藏，则其脉沉潜。所谓因王时而动也，夏令天气炎热，血分热度既高，甚有面色及掌心发红色者，亦有八九月间天气渐寒，红色渐变为白色者，此固因于血热之高低，非可以五色配四时也。不然，春日肝旺，冬日水旺，曾未见有春日色青、冬日色黑者，五色配四时之谬，固已不攻自破。然则四时各随其色，亦不过分赤白二色，以见血热之高低耳。非其时色者皆当病，直以天时温暖，血不华色，营气不充脉络言之，亦以天时苦寒，血热暴张，面赤脉洪者言之。然则假令肝旺色青及肝色青而反白二语，皆当删去，此必非仲师之言，或由门人袭《内经》东方生木节意而附会之，不可为训。

问曰：有未至而至，有至而不至，有至而不去，有至而太

---

❶ 王：通"旺"。下同。
❷ 朒（nǜ）：意为"不足"。

过，何谓也？师曰：冬至之后甲子，夜半少阳起，少阳之时，阳始生，天得温和，此为未至而至也；以得甲子而天未温和者，此为至而不至也；以得甲子而天大寒不解，此为至而不去也；以得甲子而天温如盛夏五六月时，此为至而太过也。

此一节，论天时气之愆伏（愆，太过也；伏，不足也），以见病气所由受，"未至而至"数语，当是古医家言。师特借冬至后甲子以起例，古者十一月甲子朔夜半冬至为历元，则冬至后甲子当在正月。曰夜半少阳起者，不过略言阳气初回，《内经》所谓春三月发陈之期也。当此期内，地气方得温和，春未至而地气转阳，故曰未至而至，皮毛早开，风邪易袭，多桂枝证。若时令当温不温，即为至而不至。设当春令阳回之时，而天气忽然大寒，春行冬令，是谓至而不去，皮毛未开，寒邪中之，多麻黄汤证。若春气方回，忽然大热如盛夏五六月，春令夏行，是谓至而太过，汗液大泄，津液早亏，多人参白虎证。四气之转移，莫不皆然，此特一隅之举耳，得甲子未得甲子，不过陈述故训，勿泥。

师曰：病人脉，浮者在前，其病在表；浮者在后，其病在里，腰痛背强不能行，必短气而极也。

浮在前，当病表实，以麻、桂二汤发之，固已一汗而愈。若浮在后则里虚血不充脉，发其汗则里液益虚，以致不能行，短气而竭，其不死几希。考其致死之原，皆因医家见其脉浮，以为表实而强为发汗，不知浮在后，不当发汗也。

脉浮在前，是通关前后言之，是谓表实；在后是指关后独浮言之，浮在关后，而不及关前，则脉管中血液不足可知。脉浮病在表，为麻黄、桂枝二汤证。若浮不及关以上，则血分本虚，而不当发汗，此即淋家不可发汗，失精家不可发汗之意。太阳之里属少阴，脉之浮属太阳，不见微细，病固无内传少阴之理。然太阳之脉，夹脊抵腰中，即谓之里，可也。脊为督脉经隧，腰为实少阴之脏，肾与膀胱为表里。自腰以下有两管，注小溲于膀胱，中医谓之下焦，西医谓之输尿管，即为其病在里，亦可也。阴虚之人，强责其汗，势必牵涉于肾，腰酸背强，犹为太阳本病。至于阴寒精自出，胲削不能行，则水之上源，因发汗而渴，而下流亦涸矣。短气而竭者，则以肾虚不能纳气故也，况阴虚必生内热，内热熏灼，至于骨痿髓枯，焉有不死者乎？

问曰：《经》云厥阳独行，何谓也？师曰：此为有阳无阴，故称厥阳。

油灯将灭，火必大明，膏油竭于下，则光气脱于上，是故虚实劳不足之人，日晡有微热，甚者入夜壮热，至有喉痹口燥而烂赤者，此火如煤油，如火酒，救之以水则熛焰益张；扑之以灰，则息矣。故昔人有甘温清热之法，《内经》所谓"劳者温之"也。补血养阴，正不可少，若油灯之添油者然，但恐不能受重剂耳。倘更投以寒凉，焉有不死者也乎！

问曰：寸脉沉大而滑，沉则为实，滑则为气，实气相搏，血气入脏即死，入腑即愈，此为卒厥，何谓也？师曰：唇口青，身冷，为入脏，即死。如身和汗自出，为入腑，即愈。

大气挟血，并而上逆，则寸口见沉大而滑之脉，但举寸口，则关后无脉可知。气血菀于上，冲动脑气，一时昏晕而为暴厥，血逆行而入于脑，则血络爆裂死，故唇口青。青者，血凝而死色见也。若冲激不甚，血随气还，身和汗出而愈矣。须知入脏入腑为假设之词，观下文在外入里可知，不然，气血并而上逆，方冀其下行为顺，岂有入脏即死、入腑即愈之理？门人章次公言入脏为脑充血，脑膜为热血冲破，一时血凝气脱，故唇口青、身冷者死，脑固藏而不泻也；入腑为气还三焦脉络，散入肌腠皮毛，故身和汗出者生，三焦固泻而不藏也。此与《内经》所谓气与血并走于上，则为大厥，厥则暴死，气复还则生，不还则死，其义正同，否则即云并走于上矣。《内经》虽未明言脑，而其旨甚明，尤在泾犹强指为腔内之五脏，通乎否乎？章说较鄙人为详尽，故并存之。

问曰：脉脱入脏即死，入腑即愈，何也？师曰：非为一病，百病皆然。譬如浸淫疮，从口起流向四肢者可治；从四肢流来入口者不可治。病在外者可治，入里者难治。

上节独言寸口，则有上无下，脉垂脱矣。则此云脉脱，当指无脉言之。陈修园以为"脱换"之"脱"，非也。按《伤寒论》云，利，厥无脉，服白通汤加猪胆汁，脉微续者生，暴出者死。微续者，胃气尚存，故曰入腑即愈；暴出者，真脏脉见，故曰入脏即死。非为一病下，特推广言之。譬之浸淫疮，湿热兼毒之皮肤证也，天痘溃烂入口者死，广疮入口者死。若小儿天泡疮、黄水疮，未见有从四肢流入口者，盖亦外病流脂水者，通名浸淫耳。病在外者可治，入里即死，以伤寒病论，则三阳可治，三阴难治；以痈疽言，则肿痛色红者可治，平陷色白不甚痛者难治，故师言百病皆然也。

问曰：阳病十八，何谓也？师曰：头痛，项、腰脊、臂脚掣痛。问曰：阴病十八，何谓也？师曰：咳、上气、喘、哕、咽、肠鸣、胀满、心痛、拘急。五脏病各有十八，合为九十病；人又有六微，微有十八病，合为一百八病。五劳、七伤、六极，妇人三十六病不在其中。清邪居上，浊邪居下；大邪中表，小邪中里；谷饪之邪从口入者，宿食也。五邪中人，各有法度。风中于前，寒中于后，湿伤于下，雾伤于上，风令脉浮，寒令脉急，雾伤皮腠，湿流关节，食伤脾胃，极寒伤经，极热伤络。

治病以明理为先务，设病理不明，死守成方，则同一病证，且有宜于彼而不宜此者，则阳病十八一节，当是为拘守成方治病者言之。然变证虽多，岂可拘于十八之数。阳病十八，阴病十八，五脏病各有十八，六微复有十八病，令学者于此惝无所得，若涉大川，不见津涯，卒致临证不敢用药，彷徨歧路，不知所归，此亦仲师之过也。惟善读书者，正不当以辞害意，今姑就所举之病名而释之，疑者阙焉。病在外体为阳，寒邪袭表，体温郁而不达，则阳热上冲而病头痛；风中于脑，郁而不达，则病头痛；肠胃不通，燥气上入于脑，则病头痛；疟疾发热，血气上入于脑，则病头痛，又有气挟热血菀而犯脑，则亦病头痛。头痛同而所以为头痛者不同。项为太阳经脉出脑下行之路，风寒外束，热血抵抗，胀脉奋兴，项因强痛；寒凝太阳之脉，发为脑疽，则项亦强痛。项之强痛同而所以强痛者不同。腰为少阴寒水之脏，下接输尿管而输入膀胱，寒湿内阻三焦，水道不通，则病腰痛；强力举重，气阻胁下，则病腰痛；汗出着冷，久为肾着，则腰下冷痛。腰痛同而所以为腰痛者不同。太阳经络，夹脊抵腰中，而脊髓则为督脉，寒袭于表，经络不舒，则背脊痛；强力入房，伤其督脉，则背脊亦痛，脊痛同而所以为脊痛者不同。四肢者，诸阳之本，湿流关节，则臂脚掣痛；风中四末，四肢不用，则臂脚亦掣痛；血不养筋，筋络强急，则臂脚亦掣痛；此外复有肢节疼痛，脚步肿如脱之历节；阳明燥实，伤及支脉，右髀牵掣膝外廉而痛，寒湿流筋，髀肉内痛。掣痛同所以掣痛者不同。复有脚气肿痛者，痛而腹中麻木，属血分，宜四物加生附、牛膝、防己、吴萸、木瓜以治之；腹中急痛者，属气分，宜鸡鸣散以治之；又有血络不通脚挛急者，宜芍药甘草汤以治之；有肠燥伤筋而脚挛急者，宜大承气以治之，此又脚病之不同也。然则阳病十八，举多数而言之也。

病在内脏为阴，风伤于肺则咳，膈间支饮则咳，肠中燥气犯肺则咳，咳固不必同也。胶痰在中脘，不能一时倾吐则上气，水痰在心下，阳气欲升不得则上气，上气固不同也。寒缚表阳，外不得汗则喘，元气下虚，肾不纳气则喘，喘固不必同也。呃逆之证，有属胃气虚寒者，有属大肠腑滞不行及膀胱小溲不利者，则哕固不同也。咽当为噎，老年之人血气并亏，有食未入胃梗于胸膈而不下者，又有噎膈之证既入于胃，梗塞而不下者，是噎又不同也。水湿入肠，下利不止，则病肠鸣；痰饮为病，水入肠间，则亦肠鸣；虚劳之人，亦复肠鸣，是肠鸣又不同也。太阴寒湿，则腹中胀满；水结膀胱，则少腹胀满；宿食不化，则腹中胀满；血结胞门，则少腹胀痛，是胀满又不同也。久事伛偻，胸中阳气痞塞，则心痛彻背；阴寒凝结胸膈，则亦心痛彻背、背痛彻心，是心痛又不同也。虚劳之人，输尿管不通，小便不利而腰痛者，小腹为之拘急，下后发汗，津液亏耗，则筋脉为之拘急，是拘急又不同也。然则阴病十八，亦举多数言之也。

若夫五脏之病，散见《内经》及元化《中藏经》者，不胜枚举。第就本书著录者言之，曰肺痿，曰肺痈，曰肺胀，曰肺中风，曰肺中寒，曰肺饮，曰肺水，此肺病之可知者也。曰肝中风，曰肝中寒，曰肝着，曰肝乘脾，曰肝乘肺，曰肝虚，曰肝实，此肝病之可知者也。曰心中风，曰心中寒，曰心中痛，曰心下痞，曰心下悸，曰心烦，曰心伤，此心之可知者也。曰脾中风，曰脾约，曰脾水，此脾病之可知者也。曰肾着，曰水在肾，曰奔豚，此肾病之可知者也。

谷疸、宿食、呕吐、哕、反胃、消渴、不能食，食已即吐，胃病也。肠痈、下利清谷、不大便、圊脓血，肠病也。胁下痛，小便不利，遗溺，三焦病也。寒则下重便血，热则为痔，小肠病也。呕吐、口苦、耳聋、下利纯青，胆病也。膀胱无专病，时与三焦相出入，此六腑病之可知者也。

然则五脏病各有十八，合为九十；微在十八病，合为一百八病，要不过示人病出一经，寒热虚实之不同者，居其多数，不当泥成法以为治耳。不然，病之变证多端，一切以十八限之，而谓绝无增减，有是理乎？据后文五劳、七伤、六极、妇人三十六病，不在其中，便可识立言之旨，在多数而不在定安数。

自此以下，略为疏析病源。风露中人，挟高寒之气，故清邪居上；湿热蕴蒸，挟地中水气而出，故浊邪居下。六气中人，起于皮毛，故大邪中表；气体先虚，邪乃乘之，故小邪中里。"穀"即"谷"字，传写者误作"檗"（檗，读与馨同）耳，"饪"尤本作"饦"，饼也。谷饦之邪，从口入者，为宿食，胃中胆汁、胰液不足，消化之力薄也。曰五邪中人，各有法度。谓邪之中人，各不可变易之处。风为阳邪，巳至未上，为阳气方盛，故风中于前；寒为阴邪，申至戌上，为阴风始出，故寒中于暮；湿从地升，故中于下，足先受也；雾散空中，故中于上，头先受也。风脉浮缓，其表疏也；寒脉浮急，其表实也；雾伤皮腠，乃生癣疥；湿流关节，因病历节；食伤脾胃，是病腹痛；极寒伤经，项背斯痛；极热伤络，不病吐衄，即圊脓血，可以识辨证之大纲矣。

问曰：病有急当救里救表者，何谓也？师曰：病，医下之，续得下利清谷不止，身体疼痛者，急当救里；后身疼痛，清便自调者，急当救表也。

此下二节，皆以治病缓急言之。治病大法，固当先表后里，如《伤寒论》太阳未罢，阳明化燥，先解其表，后攻其里，此其常也。若夫太阳失表，一经误下，汗反入里，遂有水激中脘，直走小肠大肠，至于完谷不化者，此时水寒湿陷，中阳垂绝，危在须臾，虽有身痛当汗之太阳表证，正当置为后图，而急温其里，譬之侍疾之人，忽闻爨❶下失火，势必坌❷息往救，彼其心非不爱病者，有急于此者也。若内脏无病，但有身疼痛之表证，则一汗

❶ 爨（cuàn）：意为"灶"。
❷ 坌（bèn）：意为"并，一起"。

可以立愈，不烦再计矣（此条见《伤寒论》）。

夫病痼疾，加以卒病，当先治其卒病，后乃治其痼疾也。

病之暴起者易变，而痼疾则无变，变则加剧，不变则固无害也，故曰先治卒病。卒病者，伤寒也；虽然痰饮痼疾也，感于表寒而病，可用小青龙汤以汗之。膈间支饮，痼疾也，伤寒胃家实，可用大陷胸汤以下之。然则痼疾、卒病，何尝不可同治乎？善治病者，可以观其通矣。

师曰：五脏病各有所得者，愈。五脏病各有所恶，各随其所不喜者为病（得，古作合解，《韵会》解释与人契合曰相得）。

五脏病各有所得者愈，以五味为最近，本篇首节举例甚明，肝虚者补用酸，故厥阴病之乌梅丸，以乌梅为君。肝虚乘脾，则腹中急痛，急痛者，肝叶燥而压于脾，脾气不舒，痛延腹部，因用甘味之药以实脾，故小建中汤方治，以饴糖为君。苦入心，故泻心汤降逆方治，以黄连为君。辛入肺，故十枣汤泻痰泄水方治，以芫花为君（近人以芥菜卤治肺痈，白芥子治痰饮，同此例）。咸入肾，故小便不利之蒲灰散，以蒲灰为君（此即水中菖蒲烧灰，近人以为蒲黄则误）；茯苓戎盐汤治小便不利，亦此意也。此五脏之病，各有所得而愈之大略也。

肺恶寒而主皮毛，寒由皮毛犯肺，则病伤寒，汗出不彻，水在膈间，即病喘咳。脾恶湿而主肌肉，外风凝冱肌腠，因病中风；留着不去，渗入关节，因病历节；湿与水并居，留于中脘，即病痰饮；下陷大肠，即病下利；泛滥充塞，即病水肿。心恶燥亦恶水，胆胃燥气上薄心脏，则心气不足，而病吐血、衄血，是为泻心汤证；水气凌心，则心下悸，是为小青龙汤证。肝恶燥，燥则胆火盛而病消渴；肝恶怫郁，有所逆则乘脾而腹中急痛；肝又恶湿，湿胜而血败，秽浊所聚，蛔病乃作。肾恶寒，水寒则血败，因病下血；肾又恶燥，脏躁则精竭，筋脉不舒，因病痿躄，此五脏各有所恶之大略同也。

脾喜燥而恶湿，多饮茶酒，则病湿痰，多卧湿地，则病风痹；肺喜温而恶寒，形寒饮冷，则病寒饮，风寒袭肺，皮毛不开，则病风湿；肾喜温而恶水，水停胁下，则小便不利，不病腹满，即病腰痛；肝喜凉而恶热，血虚生燥，则病善怒，气上撞心（心为君主之脏，无所谓喜，亦无所谓恶，其偶亦有病，亦不过他脏所牵及耳。心喜静而恶烦，人人皆然，但不在病情之中，故不述），血热伤络，则便脓血，此则五脏之气随其所不喜为病之大略也。

要而言之，脾脏湿，故恶湿；肺脏凉，故恶寒；心脏热，故恶热；肾脏多水，故恶水；肝脏合胆火生燥，故恶燥，此脏气有余而为病者也。然发汗太过，脾精不濡，痉病乃作；肠胃燥实，肺热叶焦，乃生痿躄；心阳不振，则脉变结代；肾寒精冷，令人无子；肝脏血寒，则病厥逆。然则脏气不足，又何尝不为病乎？究之治病当求其本，断无成迹之可拘，读《金匮》者，亦观其通焉可耳。

病者素不应食，而反暴思之，必发热也。

此三句当别为一节，古本与五脏病混而为一，以致不可解说。陈修园以为脏气为病气所变，直臆说耳。夫曰：素不应食，原非素不喜食，为始病本不欲食者言之耳。此证或出于病后，或出于病之将愈，盖病气之吉凶，原以胃气之有无为验，病固有表里证悉去，始终不能纳谷以致于死者，此固"有胃则生，无胃则死"之明证也。但胃气之传，为病者生机，与脉伏之复出同，脉暴出者死，渐起者生。故胃气之传，亦以渐和为向愈，暴发为太过。夫胃主肌肉，常人过时忍饥则瑟瑟恶寒，至饱食之后，肢体乃渐见温和，故厥阴篇有厥利欲食，食以素饼而发热者，即为不死之征。但病后胃火太甚，即有急欲得食，食已即发壮热，而病食复者，予于家人见之。亦有阳明燥热，饱食之后，以致累日不大便，一发热而手足拘挛者，予于沈松寿见之。此仲师劳复篇中，所以用博棋大五六枚之大黄，《内经》治痿，所以独取阳明也。

夫诸病在藏，欲攻之，当随其所得而攻之，如渴者与猪苓汤，余皆仿此。

此"藏"字当作"藏匿"之藏解，谓病藏匿在里也，非指五脏，学者其勿误。

猪苓汤方见《伤寒论》阳明篇又见后消渴证中，以猪苓之利湿，所以通其小便；以阿胶之滋阴，所以解其渴。此猪苓汤所以为利小便而兼解其渴之神方也。攻其实而补其虚，惟仲师能深知其内情。

诸病在藏为里证，别于皮毛肌腠筋络言之，非谓五脏也。此节表明因势利导之治法，特借渴者与猪苓汤以起例。盖下利则伤津液而渴，加以小便不利，水气在下，是当以利小便为急，然又恐甚其渴，与猪苓汤，则既解其渴，又利小便，此一举两得之术也。如伤寒转矢气及宿食下利脉滑，可用大承气汤，亦此例也。

痉湿暍病脉证治第二

太阳病，发热，无汗，恶寒者，名曰刚痉。

太阳病，发热，汗出，而不恶寒，名曰柔痉。

此二证说解详《伤寒发微》，风寒外搏，血热内张，正与邪相争，故名刚痉。汗出表疏，正气柔弱，不与邪争，故名柔痉。

太阳病，发热，脉沉而细者，名曰痉，为难治。

此条见《伤寒论》，盖痉为津液枯燥之证，卫气不和于表，故发热；营气不足于里，故脉沉细。发热为标阳，脉沉细则为本寒，里气不温，则水寒不能化气，是当用瓜蒌桂枝以解表，加熟附子以温里。释详《伤寒发微》，兹不赘。

太阳病，发汗太多，因致痉。

此条见《伤寒论》。释解具详《伤寒发微》，兹不赘。

夫风病，下之则痉，复发汗，必拘急。

风病，陈修园以为发热有汗之桂枝汤证，是不然。太阳病固自有先下之不愈，因复发汗，表里俱虚，其人因致冒，终以自汗解者；亦有下后气上冲，而仍宜桂枝汤者，亦有误下成痞，误下成结胸者，独发汗致痉之证，为中风所希见。则所谓风病者，其为风温无疑。夫风温为病，其受病与中风同，所以别于中风者，独在阴液之不足，故脉浮、自汗、心烦、脚挛急者，不可与桂枝汤，得汤便厥。所以然者，为其表阳外浮，里阴内虚，阴不抱阳，一经发汗，中阳易于散亡也。但此犹为证变未甚也。更有脉阴阳俱浮，自汗出，身重息鼾，言语难出之证，一经误下，即见小便不利，直视失溲。若火劫发汗，则瘛疭如惊痫。所以然者，里阴素亏，误下则在上之津液下夺，目系因之不濡，火劫则在里之津液外烁，筋脉因之不濡；津液本不足，又从而耗损之，风燥乃益无所制，故上自目系，下及四肢，无不拘急，而痉病成矣。不然，本篇汗出、发热、不恶寒之柔痉，与伤寒、温病条之不恶寒，何其不谋而合乎！是知中风一证，津液充足者，虽误汗误下，未必成痉。惟津液本虚者，乃不免于痉也。

疮家，虽身疼痛，不可发汗，汗出则痉。

此条见伤寒"太阳篇"，盖人之汗液，由卫气外出者属水分，由营气外出者属血分。身疼痛，原系寒凝肌腠，急当发汗以救表，惟疮家营分素亏，一经发汗，血液重伤，至于不能养筋，一身为之拘急，是亦投鼠不忌器之过也。夫病至无可措手，要当用药熏洗，使邪从外解，而不当任其疼痛。如浮萍、藁本、荆芥、薄荷、防风等味，俱可煎汤熏洗，但使略有微汗，疼痛当止（语详《伤寒发微》）。

病者身热足寒，颈项强急，恶寒，时头热，面赤目赤，独头动摇，卒口噤，背反张者，痉病也。若发其汗，其脉如蛇。

此条见《伤寒论》本篇而佚其后半节，身热至恶寒，为葛根汤证；时头热至背反张，为大承气汤证（语详《伤寒发微》）。惟发其汗下，当有衍文，痉病之未成，原有属于太阳而当发汗者，惟已传阳明，燥气用事，一经发汗，即见经脉强急，不当有"寒湿相得，其表益虚，恶寒益甚之变"数语，似属湿证脱文，不知者误列于此。陈修园明知阳邪用事，热甚灼筋，不当恶寒，犹为之含混强解，此亦泥古之过也。愚按：若发其汗，其脉如蛇，独承上"时头热面赤"以下言之，非承上"身热足寒"证言之也。《内经》云：肝主筋，肝脏血虚生燥，则其脉弦急。后文所谓直上下行是也。发其汗，其脉如蛇，乃肝之真脏脉见。"五脏风寒积聚篇"所谓肝死脉浮之弱，按之如索不来，或曲如蛇行者死是也。盖痉病脉本弦急，重发汗则经脉亦燥，直上下行之弦脉，一变而成曲直难伸之状。脉固如此，筋亦宜然，一身之拘急可知矣。黄坤载以为即直上下行，非是。

暴腹胀大者，为欲解。脉如故及伏弦者，痉（此节承上节言之，脉如故，即上之其脉如蛇也）。

夫痉脉，按之紧如弦，直上下行。

痉病之成，始于太阳而传于阳明。太阳水气，受阳明燥化，阴液消烁，筋脉乃燥。但阳明不从标本而从中气，容有一转而入太阴者，伤寒"太阳篇"发汗后腹胀满，厚朴生姜半夏甘草人参汤主之，即此证也。痉病本由血少，统血之脾脏当虚，而复以发汗张其虚气，病乃转入太阴，而腹部虚胀，病机由表入里，筋脉不更受灼，故为欲解。惟下文"脉如故，反伏弦"，则殊不可通，沉弦则非曲如蛇行矣，何得云如故耶？按：此"反"字，当为"及"字，传写之误也。脉如故，即上节曲如蛇行之谓；沉弦，即下节直上下行。其所以屈曲如蛇者，为其脉中营气不足，汗后阳气暴张，气欲行而血不从也。所以直上下行者，为血分热度增高，脉道流行，暴张而不和也。夫血少则筋燥，悬生物之筋于风中，可证也。热血灼筋，则筋亦暴缩，投生物之肉于沸油中，可证也。故痉病之作，由于筋之受灼，验之于脉，无不可知。血虚固伤筋，血热亦伤筋也。

痉病，有灸疮，难治。

痉病为风燥伤筋之证。血虚不能养筋，而复加以灸疮，使其证属中风传来，则当用瓜蒌根以生津，桂枝汤以发汗。然又恐犯疮家发汗之戒，故云难治。但里急于外，又不当先治灸疮，窃意先用芍药、甘草加生地以舒筋，加黄芪、防风以散风，外用圹灰年久者，调桐油以清热毒而生肌，其病当愈。陈修园《浅注》谓借用风引汤去桂枝、干姜一半，研末煮服，往往获效。盖此方主清热祛风，揆之于里，当自可用。

太阳病，其证备，身体强，几几❶然，脉反沉迟，此为痉，瓜蒌桂枝汤主之。

瓜蒌桂枝汤方

瓜蒌根二两，桂枝三两，芍药三两，甘草二两，生姜三两，大枣十二枚。

上六味，以水九升，煮取三升，分温三服，微汗。汗不出，食顷，啜热粥发之。

太阳病，其证备，则颈项强痛，发热自汗恶风之证也。身体强几几，背强急而不能舒展，邪陷太阳经腧也，自非将成痉证，则有汗之中风，脉宜浮缓，而不宜沉迟。夫痉脉伏弦，沉即为伏，迟为营气不足，此正与"太阳篇"无血尺中迟者同例。血

---

❶ 几几（shū shū）：意为活动不自如，强直的样子。

不养筋，而见沉伏之痉脉，故以培养津液为主。而君瓜蒌根，仍从太阳中风之桂枝汤，以宣脾阳而达营分，使卫与营和，汗出热清，筋得所养，而柔痉可以不作矣。

太阳病，无汗，而小便反少，气上冲胸，口噤不得语，欲作刚痉，葛根汤主之。

葛根汤方

葛根四两，麻黄三两（去节），桂枝、甘草（炙）、芍药各二两，生姜三两，大枣十二枚。

上七味，以水一斗，先煮麻黄、葛根，减三升，去沫，内诸药，煮取三升，去滓，温服一升，覆取微似汗，不须啜粥，余如桂枝汤法将息及禁忌。

太阳病无汗，小便反少，气上冲，此与"太阳篇"下后气上冲，可与桂枝汤如前法同。惟筋脉强急，牙关紧而见口噤，风痰阻塞会厌而不得语，实为刚痉见端，以气上冲而用桂枝，此为太阳中风正治法。惟本证为风寒两感，寒冱皮毛，内阻肺气，故外见无汗，内则会厌隔阻，故本方于桂枝汤加麻黄，期于肌表双解。太阳经输在背，邪陷经输，久郁生燥，于是有背反张，卧不着席之变，故于肌表双解外，复加葛根，从经输达邪外出，而刚痉可以立解，所谓上工治未病也。按：此方本为太阳标热下陷经输而设，故加清热润燥上升之葛根，于背强痛者宜之。推原所由成，以外风陷太阳为标准，无论刚痉、柔痉，一也。柔痉起于中风，故用瓜蒌桂枝汤，瓜蒌蔓生上行，主清经络之热，功用与葛根同。刚痉之成，起于风寒两感，故用葛根汤。盖非风不能生燥，非风窜经输，不成痉，可以识立方之旨矣。

痉为病，胸满，口噤，卧不着席，脚挛急，必龂齿，可与大承气汤。

大承气汤方

大黄四两（酒洗），厚朴半斤（炙，去皮），枳实五枚（炙），芒硝三合。

上四味，以水一斗，先煮枳、朴，取五升，去滓，内大黄，煮二升，内芒硝，更上微火一两沸，分温再服，得下利，余勿服。

风燥入阳明之腑，津液受灼，上膈乃有湿痰，痰阻胸膈，则胸满；风痰塞会压，而阳热上灼，牙关之筋燥急，则口噤；背脊经输干燥，则卧不着席；周身筋脉液干而缩，故脚挛于下，齿龂于上。可与大承气汤，此亦急下存阴之义也。盖必泄其燥热，然后膈上之风痰，得以下行，周身筋脉，亦以不受熏灼而舒矣。下后弃其余药者，正以所急在筋脉，非燥矢宿食可比，故不曰"宜"而曰"可与"。独怪近世儿科，既不识痉病所由来，而概名为"惊风"，妄投镇惊祛风之药，杀人无算，为可恨也。

太阳病，关节疼痛而烦，脉沉而细者，此名中湿，亦名湿痹。湿痹之候，小便不利，大便反快，但当利其小便。

前篇曰湿流关节，又曰湿伤于下，盖太阳病汗出不彻，由腠理流入肢节空隙，因病酸疼，是为历节所由起。阳气为寒湿所遏，故内烦；脉之沉细，在痉病为寒水在下不能化气，湿病亦然。湿者，水及膏液合并，滞而不流，若痰涎然。下焦垢腻，故小便不利；水道壅塞不通，溢入回肠，故大便反快；大便有日三四行，而饮食如故者，是宜五苓散倍桂枝，但得阳气渐通，而小便自畅，大便之溏泄固当以不治治之。余解详《伤寒发微》，不赘。

湿家之为病，一身尽疼，发热，身色如熏黄也。

湿家之病，起于太阳寒水，表汗不出，则郁于肌理，而血络为之不通，一身尽疼者，寒湿凝沍肌腠也。此证始则恶寒，继则发热，终则湿热蕴蒸，而身色晦暗如熏黄。湿证小便不利，大率以麻黄加术为主方，师所以不出方治者，要以病变多端，随病者之体温为进退，血分温度不足，易于化寒；温度太高，易于化燥，未可执一论治也（说解详《伤寒发微》）。

湿家，其人但头汗出，背强，欲得被覆向火。若下之早，则哕，或胸满，小便不利，舌上如胎者，以丹田有热，胸上有寒；渴欲得饮而不能饮，则口燥烦也。

但头汗出，约有二端：阳热之证，阴液内竭，则但头汗出；寒湿之证，毛孔闭塞，则亦但头汗出。寒湿郁于经输，故背强（此与太阳病之项背强同）。寒沍皮毛，内连肌肉，恶寒甚者，遂欲得被向火（此与太阳伤寒同），此时正宜麻黄加术汤以发其汗，使水气外达，中气化燥，不得已而后下。然下之太早，水气太甚，随药内陷，与人体之膏液并居，留于上膈，则病寒呃胸满，陷于下焦，则滋腻之湿，阻于水道，小便为之不利。此证寒湿在上，郁热在下，故有时渴欲饮水，水入口而不能咽，仲师不立方治，陈修园补用黄连汤（语详《伤寒发微》）。

湿家下之，额上汗出，微喘、小便利者，死；若下利不止者，亦死。

湿与水异，水可从小便去，而湿不可去，水清而湿浊也。湿与燥反，燥结者易攻，而湿不可攻，燥易去而湿黏滞也。故下之而湿流上膈，故有胸满、小便不利之变，但此犹易为治也。至下后阳气上脱，至于额上汗出如珠，微喘而气啾啾若不续，阴液下脱，而小便反利，或下利不止，疾乃不可为矣。按：伤寒阳明证，于下法往往慎重者，亦以太阳之传阳明，下燥不胜上湿，恐下后利遂不止也。否则宿食下利脉滑者，犹当用大承气汤，何独于阳明证而反不轻用乎？

风湿相搏，一身尽疼，法当汗出而解，值天阴雨不止。医云：此可发其汗。汗之病不愈者，何也？盖发其汗，汗大出者，但风气去，湿气在，是故不愈也。若治风湿者，但微微似欲汗出者，风湿俱去也。

太阳病发汗后，或自汗，风邪乘之，毛孔闭塞，汗液之未尽者，留着肌理成湿，一身肌肉尽痛，是为风湿相搏。此证本应发汗，与太阳伤寒之体痛同，后文麻黄加术汤、麻黄杏仁薏苡甘草汤，其主方也。以麻黄之发汗，白术、薏苡之去湿，本期风湿俱去，然适当天时阴雨，病必不去，药可与病气相抗，而地中之湿与雨中之寒，决非药力所能及，故虽发汗，病必不愈（说解详《伤寒发微》）。

湿家，病身上疼，发热，面黄而喘，头痛鼻塞而烦，其脉大，自能饮食，腹中和，无病；病在头中寒湿，故鼻塞，内药鼻中则愈。

湿家身上疼，非一身尽疼之比，风湿在皮毛，故发热；湿郁则发黄；湿在上体故面黄，肺气不宣故喘；头痛鼻塞，风湿入脑之明证也。惟内药鼻中则愈，仲师未出方治，予每用煎药熏脑之法，倾药于盆，以布幕首，熏之汗出则愈（详《伤寒发微》，头痛甚者加独活）。

湿家，身烦疼，可与麻黄加术汤，发其汗为宜，慎不可以火攻之。

麻黄加术汤方

麻黄三两（去节），桂枝二两，甘草一两，白术四两，杏仁七十个（去皮尖）。

上五味，以水九升，先煮麻黄，减二升，去上沫，内诸药，煮取二升半，去滓，温服八合，覆取微汗。

太阳寒水，发于外者为汗，壅阻皮毛之内即成湿，故太阳伤寒皮毛不开，无汗恶寒，发热体痛者，宜麻黄汤以汗之；湿家发热身疼者，宜麻黄加术汤以汗之，加术者，所以去中焦之湿也。盖水湿凝沍肌肉，血络停阻，乃病疼痛。痈疽之生，患处必先疼痛者，血络瘀结为之也。故欲已疼痛者，必先通其不通之血络，阴疽之用阳和汤，亦即此意。若急于求效，而灼艾以灸之，断葱以熨之，或炽炭以熏之，毛孔之内汗液被灼成菌汗乃愈，不得出而血络之瘀阻如故也。况火劫发汗，汗泄而伤血分，更有发黄、吐血、衄血之变乎！

病者一身尽疼，发热，日晡所剧者，此名风湿。此病伤于汗出当风，或久伤取冷所致也，可与麻黄杏仁薏苡甘草汤。

麻黄杏仁薏苡甘草汤方

麻黄半两，杏仁十个（去皮尖），薏苡半两，甘草一两（炙）。

上锉麻豆大，每服四钱匕（匕者，茶匙也；四钱匕者，四茶匙也）。水一盏半，煎八分，去滓，温服，有微汗，避风。

一身尽疼，为寒湿凝冱肌理，血络阻滞作痛，若阴疽然，前文已详言之。发热者，寒湿外闭，血分之热度以阻遏而增剧也。日晡所为地中蒸气上腾之时，属太阴湿土。故阳明病欲解时，从申至戌上。所以解于申至戌上者，为热盛之证，当遇阳衰阴盛而差也。明乎此，可知申至戌上为太阴主气，湿与湿相感，故风湿之证，当日晡所剧。究病之所由成，则或由汗出当风，或由久伤取冷。《内经》云：形寒饮冷则伤肺。肺主皮毛，务令湿邪和表热，由皮毛一泄而尽，其病当愈。师所以用麻黄汤去桂枝加薏苡者，则以薏苡能去湿故也。

风湿，脉浮，身重。汗出恶风者，防己黄芪汤主之。

防己黄芪汤方

防己一两　甘草半两（炙）　白术七钱半　黄芪一两一分

上锉麻豆大，每抄五钱匕，生姜四片，大枣一枚，水盏半，煎八分，去滓，温服。喘者，加麻黄半两；胃中不和者，加芍药三分；气上冲者，加桂枝三分；下有陈寒者，加细辛三分。

服后当如虫行皮中，自腰下如冰，后坐被上，又以一被绕腰下，温令微汗瘥。

脉浮为风，身重为湿，汗出恶风，为表气虚而汗泄不畅，此亦卫不与营和之证。防己泄热，黄芪助表气而托汗畅行，白术、炙甘草补中气以胜湿，此亦桂枝汤助脾阳，俾汗出肌腠之意也（按：本条方治下所列如虫行皮中云云，殊不可通。此证本非无汗，不当云服药后令微汗瘥，谬一。本方四味俱和平之剂，非尽汗猛剂，何以服之便如虫行皮中，且何以腰下如冰冷，谬二。且阳明久虚无汗，方见虫行皮中之象，为其欲汗不得也，何以服汤后反见此状，谬三。此必浅人增注，特标出之）。

伤寒八九日，风湿相搏，身体疼烦，不能自转侧，不呕不渴，脉浮虚而涩者，桂枝附子汤主之。若大便坚，小便自利，去桂枝加白术汤主之。

桂枝附子汤方

桂枝四两，附子三枚（炮，去皮，破八片），生姜三两（切），甘草二两（炙），大枣十二枚（擘）

上五味，以水六升，煮取二升，去滓，分温三服。

白术附子汤方

白术一两，附子一枚（炮，去皮），甘草二两（炙），生姜一两半，大枣六枚。

上五味，以水三升，煮取一升，去滓，分温三服。一服觉身痹，半日许再服，三服都尽，其人如冒状，勿怪，即是术附并走皮中逐水气，未得除故耳。

此条见"太阳下篇"，说解详《伤寒发微》。于不呕不渴及大便坚、小便自利二证，辨则至为明了，兹特举其未备者言之。桂枝附子汤为阳旦汤变方，而要有差别。阳旦之证，表阳盛而营血示为湿困，故加桂以助芍药之泄营。此证脉见浮虚而涩，表阳已虚，营血先为湿困，故但加熟附以温里；以营虚不可泄，而去疏泄营气之芍药。阳旦所以用生附者，所以助里阳而浅在表之水气也；此用熟附三枚者，所以助表阳而化其湿也。彼为表实，此为表虚也，顾同一风湿相搏，身体疼烦，不能转侧，不呕、不渴之证，何以大便燥、小便自利者，便须加白术而去桂枝？加术为祛湿也，大便坚、小便自利，似里已无湿，而反加白术；身烦疼不能自转侧，似寒湿独留于肌腠，而反去解肌之桂枝，此大可疑也。不知不呕、不渴，则大便之坚，直可决为非少阳、阳明燥化，小便自利，则以阳气不行于表，三焦水道以无所统摄而下趋也。盖此证小便色白，故用附子以温肾，湿痹肌肉，故加白术以扶脾，但使术、附之力，从皮中运行肌表，然后寒湿得以从汗解，津液从汗后还入胃中，肠中乃渐见润泽，大便之坚，固当以不治治之。

附：服白术附汤后见象解。

《商书》云：若药勿瞑眩，厥疾弗瘳。旨哉言乎！篇中大剂每分温三服，独于白术附子汤后，详言一服觉身痹。痹者，麻木之谓。凡服附子后，不独身麻，即口中、额上俱麻，否则药未中病，即为无效，予尝亲验之。继之曰：三服都尽，其人如冒状，勿怪。即术、附并走皮中，水气未得除故耳。夫所谓冒者，如中酒之人欲呕状，其人头晕眼花，愦愦无可奈何，良久蒙胧睡去，固已渍然汗出而解矣，此亦余所亲见。独怪今之病家，一见麻木昏晕，便十分悔恨，质之他医，又从而痛诋之。即病者已愈，亦称冒险，吾不知其是何居心也。

风湿相搏，骨节疼烦掣痛，不得屈伸，近之则痛剧，汗出短气，小便不利，恶风不欲去衣，或身微肿，甘草附子汤主之。

甘草附子汤方

甘草二两（炙），附子二枚（炮，去皮），白术二两，桂枝四两。

上四味，以水六升，煮取三升，去滓，温服一升，日三服。初服得微汗则解，能食，汗出复烦者，服五合。恐一升多者，宜服六七合为妙。

此与上节并见"太阳下篇"，于《伤寒发微》中言之已详，兹复略而言之。盖水与湿遇寒则冰，遇热则融，此理之最易明者也。风湿相搏，至于骨节疼烦掣疼不得屈伸，近之则痛剧，此可见寒湿流入关节，表里气血隔塞不通（此与疮疡作痛略同，盖气血以不通而痛也）。不通则痛，此证暴发为湿，积久即成历节，汗出短气，亦与历节同。湿犹在表，故恶风不欲去衣，或身微肿，不似历节之纯为里证，风阳引于外，故小便不利，证情与历节同源，故方治亦相为出入。甘草附子汤，用甘草、白术、桂枝，与桂枝、芍药、知母同，用熟附子二枚，与乌头五枚、炙草三两同。惟一身微肿，似当用麻黄以发汗，仲师弃而不用者，正以湿邪陷入关节，利用缓攻也，否则发其汗而大汗出，风去而湿不去，庸有济乎？

太阳中暍，发热恶寒，身重而疼痛，其脉弦细芤迟，小便已，洒洒然毛耸，手足逆冷，小有劳，身即热，口开，前板齿燥。若发其汗，则恶寒甚；加温针，则发热甚；数下之，则淋甚。

中暍系在太阳，则伏气之说正当不攻自破。发热恶寒似伤寒；身重疼痛似风湿，小便已洒洒然毛耸、手足逆冷，又似表阳大虚。所以有此见象者，夏令天气郁蒸，汗液大泄，则其表本虚，表虚故恶寒；感受天阳，故发热；加以土润溽暑，地中水气上升，易于受湿，湿甚故身重而体痛；小便已，洒洒然毛耸者。暑令阳气大张，毛孔不闭，表虚而外风易乘之也；所以手足逆冷者，暑湿郁于肌肉，脾阳顿滞，阳气不达于四肢也。是证营卫两虚，卫虚故脉见弦细，营虚故脉见芤迟。小有劳，身即热，口开，前板齿燥，此证要属阴虚。卫阳本虚之人，发汗则卫阳益虚，故恶寒甚；阴虚之人而加温针，故发热甚；营阴本虚之人，下之则重伤其阴，故淋甚。此证忌汗下被火，与太阳温病略同。但彼为实证，故汗下被火后，多见实象，此为虚证，故汗下温针后，多见虚象，要之为人参白虎竹石膏诸汤证。固不当以形如伤寒，妄投热药也。

太阳中热者，暍是也。汗出恶寒，身热而渴，白虎加人参汤主之。

白虎加人参汤方

知母六两，生石膏一斤（碎，绵裹），甘草二两（炙），粳米六合，人参三两。

上五味，以水一斗，煮米熟，汤成去滓，温服一升，日三服。

暴行烈日之中，则热邪由皮毛入犯肌腠，于是有太阳中热之病，外热与血热并居，则身热而汗出；暑气内侵，胃液旁泄为汗，则胃中燥热；因病渴饮，寒水黏滞，卫阳不固皮毛，故表虚而恶寒。陈修园谓太阳以寒为本，虽似相去不远，究不免失之含混。此证用人参白虎汤，与太阳篇口燥渴、心烦、微恶寒同，然则本条所谓恶寒，与伤寒中风之恶寒甚者，固自不同也。

太阳中暍，身热疼重而脉微弱，此以夏月伤冷水，水行皮中所致也，一物瓜蒂汤主之。

瓜蒂汤方

瓜蒂二十个。

上锉，以水一升，煮取五合，去滓，顿服。

夏令地中水气随阳上蒸，是为暑。暑者，湿热相搏之动气也。此气不着于人体则已，着于人体，无有不身热疼痛者，以有热复有湿也。但此证脉当浮大，所以然者，以血受阳热蒸化，脉道中热度必高。高者脉大，有表热而病气在肌肉，属太阳部分之第二层，与中风同。其脉当浮，而反见微弱之脉者，是非在浚寒泉，恣其盥濯，或者中宵露处，卧看星河，皮中汗液未出者，乃一时悉化凉水，此即心下有水气之水，不由外入。水渍皮中，因病疼重；暴感阳热，转被郁陷，因病身热。瓜蒂苦泄，能发表汗，汗出热泄，其病当愈。《伤寒发微》中附列治验，兹不赘述（予意浮萍煎汤熏洗，亦当有效，他日遇此证当试验之）。

百合狐惑阴阳毒病脉证治第三

论曰：百合病者，百脉一宗，悉致其病也。意欲食复不能食，常默然；欲卧不能卧，欲行不能行，饮食或有美时，或有不欲闻食臭时，如寒无寒，如热无热，口苦，小便赤。诸药不能治，得药则剧吐利，如有神灵者，身形如和，其脉微数。每溺时头痛者，六十日乃愈。若溺时头不痛、淅淅然者，四十日愈。若溺快然，但头眩者，二十日愈。其证或未病而预见，或病四五日而出，或二十日，或一月后见者，各随证治之。

百合之病，余未之见，然意则可知。仲师以"百脉一宗，悉致其病"为提纲，即可知其病在肺。盖饮食入胃，由脾阳运行上承于肺，肺乃朝百脉而输精皮毛，百脉精液得以沾溉而不燥者，肺为水之上源，足以贯输而不竭也，故肺主一身治节，而独为五脏主。肺主皮毛，过于发汗，则肺液由皮毛外泄，而水之上源一竭；肺与大肠为表里，过于攻下，则太阳寒水由大肠下陷，而水之上源再竭；咽为食管，喉为气管，并接会厌，吐之太过，则胃液竭而肺液亦伤，而水之上源三竭。三者之中，苟犯其一，则肺必燥，肺燥则无以滋溉百脉，而百脉俱病，加以肺阴虚耗，病延血分，阴络内伤，肠中败血瘀阻，或由上源虚耗，胃中生燥，因病渴饮；或久渴不愈如消渴状，况肺阴一虚，易生内热，水泽不降，虚阳外浮，是生表热。病情不同，皆当以补肺之百合为主治之方药，此百合病之大略，可由方治而揣测者也。肺阴不濡，则浊气不降，清气不升，诸脏之气，悉为顿滞，是故胃气顿滞，则欲食而不能食，意与萧索，百事俱废，故常默然。且肺阴不降，胆火上逆，因病烦躁，故欲卧不能卧，欲行不能行。肺阴虽伤，胃气尚存，故饮食或有美时。然以筋脉懈弛，不能动作，中脘易于停顿，故或有不欲闻食臭时。肺主皮毛，肺阴伤则卫阳不能卫外，微觉恶风，故似寒无寒；津液不濡皮毛，时苦干燥，故如热无热；口苦者，肺阴不能滋溉中脘而胆胃燥也；小便赤者，水之上源不足而下焦热郁也。溺时头痛者，水液下泄，郁热上冲于脑也；冲激不甚，则太阳穴经脉跳动，而但见淅淅然似痛非痛；小便畅适，但有浮阳上冒而病头弦，则其病更轻。若不知其肺阴之虚而误投药剂，热药入口即吐，为其阴虚而内热也。凉药入胃即利，为其初无实热也。所谓如有神灵者，正如《左氏传》所云晋侯梦二竖，居膏之上肓之下，药所不能攻，针所不能达，使良医无能为力也。但病者身形虽如微和，其脉必见微数。微数者，肺阴亏而水之上源不足以溉五脏而濡百脉，五脏热郁而经脉俱燥也。故此证但补肺阴而诸恙不治当愈，譬之发电总机一开，而万灯齐明，万机齐动，所谓伏其所主也。此证或未病而见者，肺阴先虚也；或既病而见者，肺阴因病而虚也；或二十日、一月后见者，则药误也。所以致此病者不同，故治法亦略有差别。此证大抵出于失志怀忧之人，平时本郁郁不乐，以致此病一发，行住坐卧饮食不能自主，若有鬼物驱遣之者，口中喃喃，时欲速死，又如前生怨鬼索命。世无良医，无怪乡愚病此。召五通而女巫读学堂之国语，设醮坛而道士擅司令之淫威，未收愈疾之益，固已室如悬罄矣，哀哉！

百合病，发汗后者，百合知母汤主之。

百合知母汤方

百合七枚（擘），知母三两。

上先以水洗百合，渍一宿当白沫出，去其水，别以泉水二升，煎取一升，去滓；别以泉水二升煎知母，取一升，后合煎一升五合，分温再服。

百合病，下之后者，百合滑石代赭汤主之。

百合滑石代赭汤方

百合七枚（擘），滑石三两（碎，绵裹），代赭石如弹丸大一枚（碎，绵裹）

上先煎百合如前法，别以泉水二升，煎滑石、代赭取一升，去滓后合和重煎，取一升五合，分温再服。

百合病，吐之后者，百合鸡子汤主之。

百合鸡子汤方

百合七枚（擘），鸡子黄一枚。

上先煎百合好前法，内鸡子黄搅匀，煎五分温服。

百合病，不经吐下发汗，病形如初者，百合地黄汤主之。

百合地黄汤方

百合七枚（擘），生地黄汁一升

上先煎百合如前法，内地黄汁，煎取一升五合，分温再服。中病勿更服，大便当如漆。

太阳寒水，由三焦下达膀胱为溺，由肾阳蒸化膀胱，外出皮毛为汗，故溺与汗为一源。寒水下陷，轻则为蓄水，重则为蓄血。汗之由肺出皮毛者，属水分，由脾出肌腠者，属血分，故血与汗为同体。营为血之精，行于脉中；卫为水之精，行于脉外，人一身之水，藉血热而化气，故肌腠孙络温而后皮毛固，一身之血，得水液而平燥，故三焦水道通，而后血海濡。今以方治为标准，可知病之轻重，汗伤肺阴者，治以百合知母汤，但滋肺阴已足；下后水液下出大肠，由腑病累及脏阴，湿热逗留为病，则治以百合滑石代赭汤；吐后液亏，阳气上冒，累及主脉之心脏而怔忡不宁，或至不能卧寐，则治以百合鸡子黄汤，此其易知者也。惟不经吐下发汗，而见百脉俱病，自来注家未有知其病由者。陈修园知其病在太阳，不能从伤寒"太阳篇"悟到太阳之变证；黄坤载识为瘀浊在里，不能定瘀浊之名。识病而不能彻底，非所以教初学也。予以为此证直可决为太阳标热内陷，蒸成败血之证，故方治用百合七枚以清肺，用生地黄汁以清血热（一升约今一大碗，须鲜生地半斤许），血热得生地黄汁清润，则太阳标热除；败血以浸润而当下，观其分温再服，大便如漆，可为明证矣（按：肠中本无血，惟热郁蒸腐阴络，乃有之，此亦利下脓血之类，观于病蓄血者，大便必黑，于此证当可了解）。

百合病，一月不解，变成渴者，百合洗方主之。

百合洗方

百合一升，以水一斗，渍之一宿，以洗身，洗已食煮饼，勿以咸豉也。

病至一月不解，则肺阴伤于里而皮毛不泽，脾阳停于里而津液不生，内外俱燥，遂病渴饮。此非水气停蓄，阻隔阴液而不能上承，不当用猪苓、五苓之方治治之。仲师主以百合洗方，洗已食以不用咸豉之蒸饼，其意与服桂枝汤后之啜热粥略同。盖食入于胃，营气方能外达，与在表之卫气相接，然后在表之药力乃得由皮毛吸入肺脏，而燥热以除，所谓营卫和则愈也。其不用咸豉，以百脉既病，不当走血故也。

百合病，渴不解者，瓜蒌牡蛎散主之。

瓜蒌牡蛎散方

瓜蒌根，牡蛎（熬）等分

上为细末，饮服方寸匕，日三服。

百合洗方所以润肺主之皮毛，以肺脏张翕之气原自与皮毛之张翕相应，易于传达。譬之百川赴海，一区所受，万派同归。又惧其未也，更食煮饼以助脾阳，使里气外出，引药力内渍肺脏，而其渴当瘥。其不瘥者，必浮阳上升，肺脏之受灼特甚也。瓜蒌根清润生津，能除肺胃燥热而濡筋脉，观柔痉用瓜蒌桂枝汤可知；牡蛎能降上出之浮阳，观伤寒柴胡龙牡救逆汤可知。合二叶以为方治，既降浮阳，又增肺液，渴有不差者乎？然必杵以为散者，则以病久正气不支，药当渐进也。试观久饥之人，骤然饱食则死，徐饮米汤则生，可以知用药之缓急矣。

百合病，变发热者，百合滑石散主之。

百合滑石散方

百合一两（炙），滑石三两。

上二味为散，饮服方寸匕，日三服，当微利者止服，热则除。

人体之腑脏，清阳内涵则凉，浊阴内蕴则热。伤寒传阳明，由于胃浊失降，其明证也。百合病内脏虽燥，其初固无表热，变热者，久郁而生热也。此证阳气与阴液俱虚，肠胃初无宿食，欲去郁热，三承气汤俱非所宜，白虎、竹叶石膏虽能清热，而不能疏其瘀滞，仲师立方，用百合滑石散，滑石剂量三倍于百合，百合以润燥，滑石以清热，石质重滞，取其引热下行，但使服后微利，其热当除。所以用散者，亦因病久正虚，不宜汤剂也。

百合病，见于阴者，以阳法救之；见于阳者，以阴法救之。见阳攻阴，复发其汗，此为逆；见阴攻阳，乃复下之，此亦为逆。

见于阳者，以阴法救之，盖统上七节言之。水液不足，卫阳大伤，故曰见于阳。养阴泄热，故曰以阴法救之。百合病为似病非病之证，所谓见于阴者，以阳法救之，本篇既不列病状，又无方治，读《金匮》者，不无疑窦，不知肺阴既伤，阳气外浮，故用百合养其肺阴；若营阴不达，当以扶助脾阳主治，即不当用百合，且不得谓之百合病矣，岂能更列于本篇乎？按"太阳篇"云：病人脏无他病，时发热自汗出而不愈者，此卫气不和也，先其时发汗则愈，宜桂枝汤。此证卫强营弱，营为阴，故曰见于阴。桂枝汤能振脾阳，故曰以阳法救之。若夫阳浮于外，复发汗以戕里阴，阳乃无所制，阴盛于里，复下之以伤中阳，阴乃浸成寒中，故皆为逆也。

狐惑之为病，状如伤寒，默默欲眠，目不得闭，卧起不安，蚀于喉为惑，蚀于阴为狐。不欲饮食，恶闻食臭，其面目乍赤乍黑乍白，蚀于上部则声嗄，甘草泻心汤方之；蚀于下部则咽干，苦参汤洗之；蚀于肛者，雄黄熏之。

甘草泻心汤方

甘草四两（炙），黄芩、干姜、人参各三两，半夏半升，黄连一两，大枣十二枚。

上七味，以水一斗，煮取六升，去滓在煎，取三升，温服一升，日三服。

苦参汤方

苦参一升，以水一斗，煎取七升，去滓熏洗，日三。

雄黄熏法

雄黄一叶为末，筒瓦二枚合之，烧，向肛熏之。

狐，淫兽也，《诗》有狐绥绥，为寡妇欲嫁鳏夫而作。《左氏春秋》秦人卜与晋战，其繇曰：千乘三去，三去之余，获其雄狐。占之曰：夫狐蛊，必其君也。盖晋惠公蒸于贾君，有人欲而无天理，故秦人以狐名之，此可证狐为淫病矣。又"晋候有疾篇"有晦淫惑疾之文。下文申之曰：夫女，阳物而晦时，淫则有内热惑蛊之疾。内热为女劳疸，惑蛊为二证，惑即本篇虫蚀之证；蛊则聚毒虫于瓮，令自相食，或用虾蟆，或用蜈蚣，最后存其一，即为蛊。广妇与江南人淫，于其人之将行，以蛊灰暗投饮食中，约期不至，即毒发而死。《左氏传》以三证并称，又可证惑为淫病矣。以理断之，直今之梅毒耳。盖阴阳二电以摩擦生火，重之以秽浊虫生，遂成腐烂，蚀于喉为惑，蚀于阴为狐，不过强分病名，而其实则一。按：此证先蚀于阴，阴蚀已，则余毒上攻而蚀于喉，并有蚀于鼻者，俗谓之开天窗。譬之郁伏之火，冒屋而出也。鼻烂尽，其人可以不死，蚀于上部则声嗄，会厌穿也；蚀于下部则咽干，火炎上也。惟蚀于肛者甚少，或者其娈❶童欤，世所称龙阳毒，盖即指此。所以状如伤寒者，以头痛言也，毒发于宗筋，则其热上冲于脑而头痛，俗谓之杨梅风，宜水磨羚羊角以抑之；所以默默欲眠，起则颠眩者，小便数而痛剧也（或用车前草汁，饮之间有小效）；所以目不得闭，卧起不安者，昼夜剧痛，欲卧而不得也。所以不欲饮食，恶闻食臭者，小便结于前，故不欲饮；大便闭于后，故不欲食；浊阴不降，中气顿滞，故恶闻食臭。热毒攻于上，故面目乍赤；脓血成于下，故面目乍黑；营气既脱，加以剧痛，故面目乍白。以仲师方治考之，狐惑之为虫病，灼然无可疑者。苦参汤洗阴蚀，则以苦参味性寒，兼有杀虫功用也。雄黄末熏肛蚀，亦以雄黄功用去毒而兼能杀虫也。然则蚀于上者，何不用杀虫之品？曰：病起于下，虫即在下，蚀于喉，不过毒热上攻耳（此与厥阴证之口伤烂赤同）。故重用解毒之甘草为君，半夏、黄连以降之，黄芩以清之；恐其败胃也，干姜以温之，人参、大枣以补之。其不用杀虫之药者，口中固无虫也。陈修园不知此证之为梅毒，乃至欲借用乌梅丸，夫证见乌梅丸能愈梅毒者乎？亦可笑已。

病者脉数，无热微烦，默默但欲卧，汗出。初得之三四日，目赤如鸠眼；七八日，目四眦黑。若能食者，脓已成也，赤豆当

---

❶ 娈（luán）：意为"美好貌"。

归散主之。

赤豆当归散方

赤小豆三升（浸令芽出曝干），当归十两。

上二味，杵为散，浆水服方寸匕，日三服。

文曰：脉数，无热，微烦，但欲卧，汗出。夫无热脉数，此为肠中有痈，自汗出为脓未成，肠痈条下已历历言之。惟痈将成之状，疮痈篇初无明文，此云初得之三四日，目赤如鸠眼，内热蕴蒸之象也。又云七八日，目四眦皆黑，若能食者，脓已成也。目四眦皆黑，为内痈已腐，而败血之色外见，此当是"疮痈篇"诸痈肿节后脱文，传写者误录于此。赤豆当归散治肠中所下之近血，则此条当为肠痈正治。妇人腹中痛用当归散，亦以其病在大肠而用之，可见本条与"狐惑篇"阴阳毒绝不相干，特标出之，以正历来注之失。

阳毒之为病，面赤，斑斑如锦纹，咽喉痛，吐脓血，五日可治，七日不可治，升麻鳖甲汤主之。

阴毒之为病，面目青，身痛如被杖，咽喉痛，五日可治，七日不可治，升麻鳖甲汤去雄黄蜀椒主之。

升麻鳖甲汤方

鳖甲手指大一片（炙），雄黄半两（研），升麻、当归、甘草各二两，蜀椒一两（炒去汗）。

上六味，以水四升，煮取一升，顿服之，老小再服，取汗。《肘后》《千金方》阳毒用升麻汤，无鳖甲有桂；阴毒用甘草汤，无雄黄。

邪中之人，血热炽盛为阳，血寒凝涩为阴，此不难意会者也。然则阴阳毒二证虽未之见，直可援症状而决之。阳毒为阳盛之证，热郁于上，故面赤斑斑如锦纹；热伤肺胃，故吐脓血。阳毒为凝寒之证，血凝而见死血之色，故面目青；血凝于肌肉，故身痛如被杖。二证皆咽痛者，阳热熏灼故痛，阴寒凝阻亦痛，咽痛同而所以为咽痛者不同。以方治论，则阳毒有虫，阴毒无虫，譬之天时暴热则蛰虫咸仰，天时暴寒，则蛰虫咸俯。盖不独阳毒方治有杀虫之川椒、雄黄，而阴毒无之，为信而有征也。方中升麻，近人多以为升提之品，在《本经》则主解百毒，甘草亦解毒，则此二味实为二证主要。鳖甲善攻，当归和血，此与痈毒用炙甲片同，一以破其血热，一以攻其死血也。又按：《千金方》阳毒升麻汤无鳖甲有桂，阴毒甘草汤无雄黄，以后文"水四升，煮取一升，顿服取汗"观之，似升麻鳖甲汤中原有桂枝，后人传写伪脱耳。

疟病脉证并治第四

师曰：疟脉自弦，弦数者多热，弦迟者多寒。弦小紧者下之差，弦迟者可温之，弦紧者可发汗针灸也，浮大者可吐之。弦数者风发也，以饮食消息止之。

弦为少阳之脉，此尽人之所知也。然疟病何以属少阳？则以手少阳三焦寒水不得畅行皮毛之故。究其病由，厥有数因：人当暑令，静处高堂邃宇，披襟当风，则汗液常少，水气之留于皮毛之里者必多，秋风一起，皮毛收缩，汗液乃凝沍于肌理，是为一因；劳力之人，暑汗沾渍，体中阳气暴张，不胜烦热，昼则浴以凉水，夜则眠当风露，未经秋凉，皮毛先闭，而水气留着肌理者尤多，是为二因；又或秋宵苦热，骤冒晓凉，皮毛一闭，水气被遏，是为三因。三因虽有轻重之别，而皮里膜外并留水气，故其脉皆弦。痰饮之脉必弦者，由其水气故也。太阳寒水痹于外，一受秋凉，遂生表寒；营血受压，与之相抗，是生表热，故有寒热往来之变。惟水气轻者，随卫气而动，休作日早，其病易愈；水气重者，随营血内伏，休作日晏，其病难愈。血热内张，故脉弦数而多热；水寒外胜，故脉弦迟而多寒。长女昭华治多热者，用小柴胡汤加石膏、知母；治多寒者，则加干姜、桂枝，此本孙氏《千金方》，每岁秋间，治愈者动至数十人，足补仲师方治之阙。至如弦小紧者，下之差，或不尽然。所谓小紧者，或即温疟其脉如平之谓。盖温疟之为病，但热不寒，即寒亦甚微，渴饮恶热，不胜烦苦，本属阳明热证，用桂枝白虎汤后，表虽解而腹及少腹必胀痛，即不痛，亦必大便不行。予尝治斜桥一妊妇，先病温疟，继病腹痛，先用桂枝白虎汤；愈后，继以腹痛下利，用大承气汤而愈。后治法界年近不惑之老人亦然，可见下之而差，为温疟言之。辛未六月，浦东门人吴云峰患间日疟，发则手足挛急麻木，口苦吐黄水，午后热盛谵语，中夜手足不停，脉滑数而弦，用大柴胡汤下之，一剂而差，此可证当下之疟脉，不定为弦小紧矣。迟为血寒，故弦迟者，可温之；弦紧为太阳伤寒之脉，水气留着皮毛，故可发汗；留着肌腠，故可针灸。浮大之脉，阳气上盛，证当自吐，不吐则其胸必闷，故可用瓜蒂赤小豆散以吐之。至谓弦数者为风发，证状未明，以理断之，大约风阳暴发，两手拘挛，卒然呕吐，若吴生之证。所谓以饮食消息止之者，不过如西瓜汁、芦根汤、绿豆汤之类，清其暴出之浮阳，然究不如大柴胡汤可以铲除病根也。惟此证病后胃气大伤，饮食少进，当以培养胃气为先务，此又不可不知耳。

病疟结为癥瘕，如其不差，当云何？师曰：此名疟母，急治之，以月一日发，当十五日愈；设不差，当月尽解，宜鳖甲煎丸。

鳖甲煎丸方

鳖甲十二分（炙），乌扇三分（烧，即射干），黄芩三分，柴胡六分，鼠妇三分（熬），干姜、大黄、桂枝、石韦（去毛）、厚朴、紫葳（即凌霄）、半夏、阿胶各三分，芍药、牡丹（去心）、䗪虫、葶苈、人参各一分，瞿麦二分，蜂巢四分（炙），赤硝十二分，蜣螂六分（熬），桃仁二分去（皮尖研）。

上二十三味为末，取煅灶下灰一斗，清酒一斛五升浸灰，俟酒尽一半，着鳖甲于中，煮令泛滥如胶漆，绞取汁，内诸药煎，为丸如梧子大，空心服七丸，日三服。《千金方》用鳖甲十二片，又有海藻三分，大戟一分，无鼠妇、赤硝二味。

病疟之由，不外寒热，早用加减小柴胡汤，何至十五日一月而始愈？况一月不差，结为癥瘕之说，尤不可信，此传写之误也。疟母之成，多在病愈之后，岂有疟未差而成疟母者？此痞或在心下，或在脐下，大小不等，惟鳖甲煎丸至为神妙，或半月而消尽，或匝月而消尽。予向治朱姓板箱学徒，及沙姓小孩亲验之。盖此证以寒疟为多，胎疟亦间有之，他疟则否。北人谓疟为脾寒，南人谓无痰不成疟，二者兼有之。脾为统血之脏，脾寒则血寒，脾为湿脏，湿胜则痰多，痰与血并，乃成癥瘕。方中用桃仁、䗪虫、蜣螂、鼠妇之属以破血，葶苈以涤痰，君鳖甲攻痞，而又参用小柴胡汤以清少阳，干姜、桂枝以温脾，阿胶、芍药以通血，大黄、厚朴以调胃，赤硝、瞿麦以利水而泄湿，疟母乃渐攻而渐消矣。细玩此节文义，当云病疟结为癥瘕，如其不差当云何？师曰：名曰疟母，当急治之，以月一日发，当十五日愈；设不差，当月尽解，宜鳖甲煎丸。陈修园、黄坤载辈望文生训，殊欠分晓。

师曰：阴气孤绝，阳气独发，则热而少气烦冤，手足热而欲呕，名曰瘅疟。若但热不寒者，邪气内藏于心，外舍分肉之间，令人消烁肌肉。

此节为温疟标准，阴气孤绝，或由汗出太过，或由亡血失精，水分不足，血热独强。温疟之证，其脉不弦者，水分虚也。水分不足，则亢阳无制，是为厥阳独行。故此病不发则如平人，一发即身热如灼，渴欲饮冷，气短胸闷，其苦不可言喻。手足热者，谓不似寻常疟证手足尚见微寒也；欲呕者，阳气上亢，胆胃逆行也；但热不寒，故名瘅疟（《说文》：瘅，劳也。人劳则阳气张，观于劳力之人，虽冬令多汗，阳气以用力外出之明证也）。

邪气内藏于心，外舍于分肉之间，不过形容表里俱热，非谓心脏有热，各脏各腑无热也。予谓胃主肌肉，观下文肌肉消烁，此证当属阳明。原人一身肌肉，由水分与血分化合，水液本自不足，又经表里俱热，亢热熏灼，血分益增枯燥，则既类尧肌如腊，欲求如郭重之肥见恶于季康子者，不可得矣。大肉瘘陷，大骨枯槁，能久存乎？

温疟者，其脉如平，身无寒，但热，骨节烦疼，时呕，白虎加桂枝汤主之。

白虎加桂枝汤方

知母六两，石膏一斤，甘草二两（炙），粳米二合，桂枝三两。

上五味，以水一斗煮米熟，汤成，去滓，温服一升，日三服。

温疟之为病，太阳标热并入阳明之证也。太阳之气不宣，则阳明之热不去，此仲师用桂枝白虎汤之义也。外无水气压迫，故其脉不弦；一身无寒但热，骨节烦疼，及腰酸时呕，则诸疟并有之，不惟温疟为然。此于诊病时亲见之，但不如温疟之甚至耳。独怪自来注家多称冬不藏精、水亏火盛，若《内经·疟论》冬中风寒，气藏骨髓，遇大暑而发云云，尤为荒谬。治贵实验，安用此浮夸之言？使非阳明实热，何以温疟服桂枝白虎汤愈后，乃又有大承气汤证耶？

疟多寒者，名曰牡疟，蜀漆散主之。

蜀漆散方

蜀漆（洗去腥）、云母石（烧二日夜）、龙骨各等分

上三味，杵为散，未发前，以浆水服半钱匕。

疟之所以多寒者，皮毛为水气所遏，阳气不得宣也。水气留询问上膈，则寖成痰涎，故世俗有"无痰不成疟"之说。蜀漆为常山苗，能去湿痰，故用之以为君；云母石，《本经》主治中风寒热，如在舟车，是为止眩晕镇风阳之品；龙骨当为牡蛎之误，《本经》牡蛎主治咳逆，并言治痰如神。水归其宅，可见蜀漆散方治专为风痰眩晕而设。盖上膈之湿痰去，然后阳气得以外达，益可信"无痰不成疟"之说。为信而有征矣。

补三阴疟方治。

疟之轻者日发；血分热度渐低，则间日发；热度更低，则间二日发，世俗谓之三阴疟。然此证仲师无方治，俗工又不能医，故常有二三年始愈者。予早年即好治者，有乡人以三阴疟求诊，诊其脉，迟而弱，予决其为正气之虚，为之拟方，后此乡人愈后，将此方遍传村巷，愈十余人。后于李建初书塾诊其侄克仁之子，脉证并同，即书前方授之，二剂愈。名常山草果补正汤，此方并治虚疟。癸酉十月初三日，麦加利银行茶役韩姓子，寒热日三四度发，服此汗出而愈。

方用：常山四钱，草果四钱，生潞党五钱，茯苓四钱，全当归八钱，生白术四钱，炙草五钱，川芎三钱，熟地一两，小青皮三钱，知母二钱，半夏三钱，生姜八片，红枣九枚。

《金匮发微》卷之一终

《金匮发微》卷之二

汉南阳张机仲景 **撰**

江阴曹家达颖甫 **注**

中风历节病脉证并治第五

夫风之为病，当半身不遂，或但臂不遂者，此为痹，脉微而数，中风使然。

不明风之为义，不足以知中风之病，譬之惊飙乍发，林木披靡。风从东受，则木靡于西；风从西来，则木靡于东。本体所以偏斜不正者，风力之所着偏也，故口眼喎僻、半身不遂，所受之风，虽有轻重，而一面之暴受压迫则同。然则风之着于人体者，偏左病即在左，血气乃受约而并于右；血气乃约并于左。血气不行之手足，乃废而不用，故曰当半身不遂。但臂不遂者，此为寒湿痹于筋络，当用威灵仙、独活等合桂枝附子汤以治之，不当与中风同治矣。脉为血分盈虚之大验，血虚故脉微（与《伤寒·太阳篇》脉微、脉涩同）。风为阳邪，其气善于鼓动，故脉数。盖脉微者不必数，虚固多寒也；脉数者不必微，热固多实也。今半身不遂，脉微而有数象，故决为中风使然。然则卒然晕倒，痰涎上涌，两脉但弦无胃者，岂得谓之中风耶？予尝治四明邬炳生右手足不用，与无锡华宗海合治之，诊其脉微而数，微为血虚，其人向患咯血、便血，营分之虚，要无可疑。日常由外滩报关行，夜半回福田庵路寓所。风邪乘虚，因而致病，以伤寒之例求之，则脉浮为风；以杂病之例求之，则数亦为风。疟脉之弦数为风发可为明证。予因用麻黄汤，外加防风、潞参、当归、川芎、熟地等味，宗海针手足三里、曲池、委中、肩井、合谷、环跳、跗阳、丰隆、蠡沟等穴而灸之，三日即能步行。独怪金元四家，主痰、主火、主风，而不辨其为虚，根本先谬，独不见侯氏黑散有人参、芎、归以补虚，风引汤重用龙骨、牡蛎以镇风阳之犯脑耶？又不见防己地黄汤之重用地黄汁耶？

寸口脉浮而紧，紧则为寒，浮则为虚，寒虚相搏，邪在皮肤。浮者血虚，络脉空虚，贼邪不泻，或左或右，邪气反缓，正气即急，正气引邪，喁僻不遂。邪在于络，肌肤不仁，邪在于经，即重不胜；邪入于腑，即不识人；邪入于脏，舌即难言，口吐涎沫。

《伤寒论》有中风，《杂病论》亦有中风，同名而异病，究竟是一是二？此不可以不辨也。仲师云：寸口脉浮而紧，紧则为寒，浮则为虚，寒虚相搏，邪在皮肤，此即太阳伤寒麻黄汤证也。此时营血不虚，络脉中热血出而相抗，因病发热，表气未泄，则犹宜麻黄汤。设汗液从皮毛出，即当用中风之桂枝汤以助脾阳，俾风邪从络脉外泄。然此为营血不虚者言之也，营血不虚，则所中者浅，而其病为《伤寒论》之中风；营血即虚，则所中者深，而其病即为《杂病论》之中风。是故素病咯血、便血之人，络脉久虚，伤寒正治之法遂不可用，《伤寒论》所以有亡血不可发汗之戒也。脾为统血之脏而主四肢，风中络脉，乃内应于脾而旁及手足，于是或左或右而手足不举矣，故其病源与太阳篇之中风同，而要有差别。风着人体，外搏于皮毛肌腠，散在周身，则气散而缓，惟偏注于一手一足，则气聚而急。邪搏于左，则正气并于右，搏于右，则正气并于左，正气以并居而急，邪乃从之，因有口眼㖞斜、半身不遂之变。风之所着，受者见斜，昔之诗人有"寒食束风御柳斜""轻燕受风斜"之句，可为㖞僻偏枯之明证已。至如后文所列四证，惟入于脏一条，为半身不遂者所必有，其余不过连类及之。夫所谓邪在于络、肌肤不仁者，则风与寒湿相杂之证也；湿凝于肌，则络为之痹，故有不痛、不痒、麻木不仁者，亦有湿胜而成顽癣者，此证治之未必即愈，不治亦必无死法，是为最轻。所谓邪在于轻即重不胜者，以太阴经病言也；盖风之中人，皆由血虚，风从肌腠而入，阻遏脾阳，阳气不达于肌肉，则身为之重，此风湿为病，脉浮身重，防己黄芪汤证也。所谓邪入于腑即不识人者，以阳明腑病言之，风之中人，由于血虚，虚则生燥，如吐下后大便不解者然，不识人者，即阳明篇发则不识人之证。盖燥热在下，则阳气上冲入脑，而神识昏蒙，下之以大承气汤，脑中阳热下降，神识即清，所谓釜底抽薪也。惟入脏之说，向无确解，陈修园主心肾，黄坤载则主心肾脾，谓三脏之脉，俱连舌本，但未见愈疾之方，而空言聚讼，徒殆笑柄耳。世传中风不语用黄芪、防风各数两煎汤，以大盎盛之，置床下熏之，冷则再煎再熏，一日即能言，此为黄九峰法。镇江蒋宝素用之入煎剂，名黄风汤（蒋为九峰门人，著有《医略》传世）。大抵正气引邪上行，脑气闭塞，鼻窍不通，喉窍独开，故口中流涎。所以难言者，脉为风激，血菀于脑，舌本之脉牵掣而愈短也。黄风汤只二味，一以祛风，一以补正，先令从鼻窍熏入于脑，脑气一疏，则脉之牵掣者缓，舌即能转，鼻窍开而喉窍顺矣。章次公以脑为藏而不泻，卒厥为血菀于脑，故入脑亦名入脏。今西医亦以中风为脑充血，揆之此证。理解并合，山川可以崩竭，此议不可改也。

寸口脉迟而缓，迟则为寒，缓则为虚，营缓则为亡血，卫缓则为中风。邪气中经，则身痒而瘾疹；心气不足，邪气入中，则胸满而短气。

风之中人，必乘营血之虚，脉之所以迟也。营虚则风从卫分传入者，营血热度不足以相闭拒，风乃得以乘间而入，此中风之大略也。邪气中经，身痒瘾疹，当即世俗所谓风疹，其病犹在表也。予前治其寿侄及上海法租界姚金福室人，并以麻黄加术汤取效，又在清和方治愈一老年妇人，亦用此方，可为明证。惟心营不足，风邪乃转而入里。夫胸为太阳出入之道路，上中二焦，水气分布之总区也（西医谓之淋巴干），风从皮毛入，遏其清阳之气，阻水液之散布，故令胸满而短气。仲师不出方治，窃谓当用桂枝汤去芍药加参、术、防风、黄芪，助心阳而补脾阴，使营气略和，风将自愈，风引汤似不合病。

防己地黄汤

治病如狂状，妄行独语不休，无寒热，其脉浮。

防己、甘草各一分，桂枝、防风各三分

上四味，以酒一杯浸渍，绞取汁；生地黄二斤，咬咀蒸之如斗米饭久，以铜器盛药汁，更绞地黄汁和分再服。

不明病理者，不可与论古人之方治。盖风邪失表之证，往往随经而瘀热于里，太阳标热内陷，因致热伤血海。太阳证所以蓄血也，此节病由，曰病如狂状，妄行独语不休，无寒热，其脉浮。此为中风而蓄血于下，与风吸百脉、血窜脑部、舌难言而口吐涎者，正自不同。热结在里，故无表热；病在太阳之腑，故脉浮。如狂、喜妄，在伤寒为蓄血之证；独语、如见鬼状，为热入血室。仲师成例具在，不可诬也。惟伤寒之蓄血为血实，故用抵当汤、桃核承气汤以下之，中风则本由血虚（《伤寒论》所谓营弱卫强），虚者不可重虚，故但用防己地黄汤，重用地黄汁以清瘀血，防己以泄湿，防风以疏风，甘草、桂枝以扶脾而解肌。此法正与百合证用地黄汁同。服后中病，当大便如漆，蓄血同也。

方解附

侯氏黑散解

侯氏黑散　治大风，四肢烦重，心中恶寒，不足者。

菊花四十分，白术、防风各十分，桔梗八分，黄芩五分，细辛、干姜、人参、茯苓、当归、川芎、牡蛎、矾石、桂枝各三分上十四味，杵为散，酒服方寸匕，日一服。初期服二十日，温酒调服，禁一切鱼肉、大蒜，常宜冷食，六十日止，即药积腹中不下也，热食即下矣，冷食自能助药力。

古人所立方治，一方有一方之作用，作用不可知，当于病理求之；一方有一方之主名，主名不可知，当于药味求之。侯氏黑散一方，主治大风，四肢烦重，心中恶寒，不足者。四肢烦重为风湿痹于外，心中恶寒不足为气血伤于里；脾阳不达于四肢，故烦重；血分虚而热度不充内脏，故心中恶寒，此病理之易明者也。桂枝为《伤寒论》中风主药，防风以祛风（薯蓣丸用之），菊花能清血分之热（合地丁草能愈疔毒），黄芩能清肺热，白术、茯苓以祛湿，湿胜必生痰，故用桔梗以开肺，细辛、干姜、牡蛎以运化湿痰，但湿痰之生，由于气血两虚，故用人参以补气，当归、川芎以和血，此药味之可知也。惟矾石一味，不甚了然，近代人张锡纯始发明为皂矾。按：皂矾色黑，能染黑布，主通燥粪而清内脏蕴湿。张三丰伐木丸用之以治黄疸，俾内脏蕴湿，从大便而解者，正为此也。然则方之所以名为黑散者，实以皂矾色黑名之，如黑虎丹、黑锡丹之例。要知病属气血两虚，风湿痹于表里，方治实主疏通而不主固涩，女劳疸腹胀，治以硝石矾石散，亦此意也。由此观之，方后所云初服二十日温酒调服者，冀药力之通行脉络也。禁一切鱼肉、大蒜者，恐其更增湿热，为药力之障碍也。至如四十日常宜冷食以助药力，特以不用温酒言之，若四十日常食冷饮及粥，不病宿食，必病寒中，风疾未除，新病发作，治病者固当如是乎？盖皂矾热者速行，冷即缓下，所以欲药积腹中者，则以太阴蕴湿，有如油垢，非一过之水所能尽也。喻嘉言乃谓固涩诸药，使之积留不散，以渐填空窍。彼既误皂矾为明矾，于立方之旨已谬，岂知药积腹中原不过欲其逾数时而后下，否则积六十日之药于腹中，其人已胀潬死矣。陈修园复亟称之，是何异瘩者之唱、聋者之听乎？亦可笑已。

风引汤解

风引汤　治除热瘫痫。

大黄、干姜、龙骨各四两，桂枝三两，甘草、牡蛎各二两，寒水石、滑石、赤石脂、白石脂、紫石英、石膏各六两。

上十二味，杵，粗筛，以苇囊盛之，取三指撮，井花水三升煮沸，温服一升。治大人风引，少小惊痫瘛疭日数发，医所不疗，除热方。巢氏云：脚气宜风引汤。

本条云：除热瘫痫，方后附列服法、主治。又云：治大人风引、小儿惊痫瘛疭日数发，医所不疗，除热方。病以风引为名，似当以半身不遂为主要，所谓正气引邪、㖞僻不遂者是也。但风起于四末，则为偏中风；中于头则为眩晕。以方治考之，治瘛疭必有验，治中风必无济。所云除瘫痫者，不一定以偏中言之也，血不过头，借如手上刀伤，以指捺伤处按于巅顶，其血自止。惟风阳吸于上，则一身之气血一时并入于脑，故有卒然晕倒，痰涎上涌而死者。热血菀于脑而脑膜为之爆裂也（西医谓脑充血）。血逆行于上，则百脉为之牵掣，小儿所以病瘛疭者，亦由于此。盖此类病证，胸中先有热痰，外风引之，乃并热血而上入于脑，如风起水涌者然。方中大黄用以泄热，非以通滞，此与泻心汤治吐血同，所谓釜底抽薪也；干姜炮用，能止脑中上溢之血。向在常熟见某钱肆经理鼻衄，纳炮姜灰于鼻中，其衄即止。所谓煤油着火，水泼益张，灰扑立止也（此味下脱注炮字）。所以用龙骨、牡蛎者，此与《伤寒》"太阳篇"误下烦惊、谵语，用柴胡加龙骨、牡蛎，火迫劫之，发为惊狂，桂枝去芍药加蜀漆、牡蛎、龙骨，及下后烧针烦躁，主桂甘龙牡汤，用意略同。二味镇浮阳之冲脑，而牡蛎又有达痰下行之力也。所以用桂枝、甘草者，桂枝汤方治，原所以邪风，而于本方风引之义，固未尽合。盖桂枝汤发脾阳之汗而出之肌理，原为营气不虚者设。若营气本虚，阳气张发于上，卫气被吸引而上逆，非扶中土而厚其堤防，不足以制冲逆，而痰与热血，将一时并入于脑，此即发汗过多，心下悸、欲得按，主以桂枝甘草汤；脐下悸、欲作奔豚，主以苓桂甘枣汤之例，欲其不能蹦中脘而上冒也。其余所用寒水石、滑石、紫石英、石膏，不过是清凉重镇，使诸脏百脉之气不受外风牵引而已。方中惟赤石脂、白石脂二味，至为夹杂不伦。喻嘉言《寓意草》所载治寒湿下利，颇著特效，伤寒利在下焦之禹余粮汤，寒湿下利之桃花汤，赤石脂并为要药，可见其功用全系止涩，与上用大黄之意，决然相反，故不用此方则已，若用此方，此二味究当除去，否则药不合病，且更生诸药之助力也。

头风摩散解

头风摩散

大附子一枚，盐等分。

以上二味为散，沐了，以方寸匕摩疾上，令其药力行。

此方之义不可知，惟近代人所传偏头痛、目赤用食盐和水涂太阳穴，半日之间，其痛立止，其赤立消，当是此方遗意。加以附子善走，风阳之入脑者，当更易散，此与纳药入鼻中同，不开于内脏者也。

寸口脉沉而弱，沉即主骨，弱即主筋；沉即为肾，弱即为肝。汗出入水中，如水伤心，历节痛，黄汗出，故曰历节。

肺主一身治节，独为五脏主，故近世诊病者，皆取决于手太阴动脉，《伤寒》《金匮》所说的寸口，皆统关前后言之（此属本不待言，因后一节有太阴脉浮而弱一条，恐人不明为手太阴动脉，故略言之）。大凡历节之成要，不外乎水寒血败，血痹于下，则营气不能上承，故手太阴之脉必弱；水气胜则阳气不升，故脉沉。此证以湿留关节为大纲。关节为筋与骨交会之所，汗出入水，不用麻黄加术汤以发之，寒湿伤筋，所筋痛；伤骨，故骨痛；肝主筋，血不行故筋痹；肾主骨，髓日败故骨痹，而脉之沉弱应之。盖人之一身，气分多于水分，则脉浮；水分多于气分，则脉沉，故历节而见沉弱之脉，即可决为汗出入水所致。人身之汗孔，随肺气而张发，水渍于外，毛孔中要有正气抵拒，涓滴不能渗入。所以病此者，凉水浸灌于外，皮中汗液，悉化寒水，水寒则伤血，心为主血之脏，所以仲师言如水伤心云者，原不谓水气凌心也。水湿渗入关节，故历节痛；太阳标热郁而欲出，故发黄汗（黄汗在腋下映衣成黄色），此为历节之第一因。

跗阳脉浮而滑，滑则谷气实，浮则汗自出。太阴脉浮而弱，弱则血不足，浮则为风，风血相搏，即疼痛如掣。盛人脉涩小，短气，自汗出，历节疼，不可屈伸，此皆饮酒汗出当风所致。

此节前半节以趺阳寸口之脉求出历节根源，寸口即手太阴动脉，陈修园本作少阴者，误也。趺阳脉在小儿系鞋带处，为胃脉之根，趺阳脉浮而滑，浮为阳气外出，滑则为谷气实，浮则汗自出。按"宿食篇"云，脉数而滑者实也。此有宿食，下之愈。外汗出而内有宿食，有似阳明腑病，未可定为历节，故此证当并取决于手太阴动脉。太阴脉浮为风邪在太阳，弱为血虚（营气不能上承，与前证略出），风气着于肌理，则湿邪凝涩而血为之痹。然但专就寸口而观，可决为汗出当风，终不能断为酒后之汗出当风。盖饮酒汗出当风，其肌肉先痹，此时不用桂枝汤，以发之，则湿热蒸于内，而腑浊不行，趺阳之脉，因见浮滑。脾主四肢，为统血之脏，湿热壅于胃，则脾阳不达于四肢，于是营血内停，风湿乃日流于关节，手太阴动脉因见浮弱（太阳病中风脉本浮缓，湿痹于外，血之热度愈低，乃变浮弱）。风束于外，湿不得泄，湿与血并，遂成阴寒，故疼痛如掣，此为历节之第二因。盛壮之人多气与血，脉当浮滑而大，反见涩小者，湿胜而脾阳不达也。短气者，酒湿伤肺也；自汗者，风主泄也（观中风有汗可知）；汗本太阳寒水随阳而出，瘀湿内停则寒湿不随汗解，未尽之魄汗一受外风，遂与湿并而流入关节，故手足节骱外，疼痛不可屈伸，此为历节之第三因。

诸肢节疼痛，身体尪羸，脚肿如脱，头眩短气，温温欲吐，桂枝芍药知母汤主之。

桂枝芍药知母汤方

桂枝四两，芍药三两，甘草、麻黄、附子各二两（炮），白术、知母、防风各四两，生姜五两。

上九味，以水七升，煮取二升，温服七合，日三服。

历节一证，大率起于皮毛肌腠，阳气不能外达，寒湿遂留于关节，此即肢节疼痛所由来，所谓不通则痛也。身体尪羸者，统血之脏久虚，不能营养分肉也；脚肿如脱者，寒湿下注之象也；头眩为血虚（西医谓之脑贫血，亦有见于历节治愈之后者），气短为湿胜（病痰饮者多喘，湿胜故也），独胃中尚有浮热，故温温欲吐。温温，如釜中冷水，被炭火下迫，釜底时有一沤上浮，俗名胃泛。桂枝芍药知母汤方，惟知母一味主治欲吐，余则桂、芍、甘草、生姜以通阳而解肌，麻黄、附子、白术以开表而祛湿，防风以祛风，方治之妙，不可言喻。予尝治一戴姓妇人亲验之，但病因与仲师所举大有不同，乃知肢节疼痛，仲师特下一"诸"字，正以其所包者广也。盖此妊娠八月，为其夫病求医，抱而乘车，病人身重，将腹中小儿压毙，夫病愈而妻病腹痛，乃求医，医药而堕之，腐矣。妊妇本属血虚，死胎即下，因贫不能善后，湿毒留顿腹中，久乃旁溢肢节，死血与寒湿并居，因病历节。手足拘挛，入夜手足节骱剧痛，旦日较缓。其为阴寒无疑，盖两年矣。予因用原方以每两折为二钱，用熟附块四钱，二剂不应。二诊改用生附子，汗乃大出，两剂肢节便可屈曲信，足肿亦小，独手发出大泡，有脓有水，将成溃烂。予用丁甘仁法，用大、小蓟各五钱，丹皮一两，地骨皮四钱，以清血热，二剂而痂成,四剂而痂脱,遂与未病时无异,以为可无患矣。忽然阴痒难忍,盖湿毒未尽而下注也。予因令其用蛇床子煎汤熏洗,良瘥。未几,入市购物,卒然晕倒,诸恙退而血虚之真象见。予以乃用大熟地一两,潞党参五钱,川芎、当归各四钱,龙骨、牡蛎各一两,凡二十余剂而止,今已抱子矣。

味酸则伤筋,筋伤则缓,名曰泄;咸者伤骨,骨伤则痿,名曰枯。枯泄相搏,名曰断泄。营气不通,卫不独行,营卫俱微,三焦无所御,四属断绝,身体羸瘦,独足肿大,黄汗出,胫冷,假令发热,便为历节也。

浪如屋,巨舟覆,顺则利济,逆则杀人者,均之水也。鸟焚巢,旅人号,炊爨之所需,熹出之可畏者,均之火也。故服食寒暖酸苦辛甘,皆当有节,于首篇已详言之,今特于历节证之。人皆知酸味之善敛,而不知其性最易发酵,今试以碱化水投醋其中,则如汤之沸溢出盆盎,和面涂伤,能去瘀血,非之挥发之性,力能破血耶。此可知酸之所以补肝,实因酸味发扬肝藏血液,得遂其条达之性,而无郁塞胀痛之病也。若味过于酸,则血液发挥太甚,久且不足以养筋,而筋为之缓,病在血液旁泄,故名曰泄。人皆知咸味之为润下,而不知其性燥烈,今试投盐于炽炭炉中,则火力加猛,多食盐而渴者,非以苦燥之质足以伤津耶,此可知咸之所以补肾,实因咸味燥烈,能排下焦之水,而无胁下硬满之变也。若味过于咸,则津液灼烁太甚,髓不足以充骨,而骨为之痿,病在精髓内枯,故名曰枯。血以发而过泄,精以燥而日枯,汗液乃不达肌表,故曰断泄。营气不通,卫不独行，则阴弱而阳亦微，肾阳不能统摄水道，故三焦无所御；肝阴不能养筋，故四属断绝；血虚而寒湿在下，故身羸而足肿；血虚而湿胜。阳气不能达表，故黄汗时出腋下；寒湿流注于足，故胫冷。以上诸证，并属阴亏湿胜，若风寒乘虚，郁其表气，风湿相搏，乃外热发而内疼痛，故发热便为历节，此为历节之第四因。

病历节不可屈伸，疼痛，乌头汤主之。

<u>乌头汤</u>　治脚气疼痛，不可屈伸。

麻黄、芍药、黄芪、甘草各三两（炙），乌头五枚（㕮咀，以蜜二升，煎取一升，即出乌头）。

上四味，以水三升，煮取一升，去滓，纳蜜煎中，更煎之，服七合。不知，尽服之。

历节一证，大约寒湿痹于关节，阳气痹于肌表。阴痹而阳欲外泄，则热发而黄汗出；阳痹而寒湿阻于筋脉，则疼痛不可屈伸，此为阴寒重证，非桂枝芍药知母汤所能通治，故不得已而用乌头汤。亦犹蛔厥重证，乌梅丸所不能治，不得已用甘草粉蜜汤也。按：乌头为附子之母，若芋婆然，其颗甚小，一枚约有今权三钱，五枚则一两半矣。然则麻黄、芍药、黄芪、炙草之各三两，不当如日知录折成七钱八分矣。盖以两计可折，以枚计则无可折，岂古今药剂权量，初无沿革耶？否则今日所用之大称，即古人药剂之权量耶。此方重用乌头，以历节足肿、胫冷，确定为少阴寒湿而用之，与寒疝用大乌头煎同。徐忠可乃谓膝胫不冷，似可加黄柏、知母。夫使膝胫不冷，岂可用乌头五枚耶？足见仲师既殁，医家更无通才也。

矾石汤　治脚气冲心

矾石二两。

上一味，以浆水一斗五升，煎三五沸，浸脚良。

方用矾石二两，以浆水一斗五升煎三五沸，浸脚良。陈修园以为疼痛不可屈伸，以乌头汤主之，至于冲心重证，似难以外治幸功，似也。然近世所传验方，白矾二两，地浆水十大碗（掘地灌水和泥取出，名曰地浆），新杉木三四片，煎六七沸，用杉木桶盛之浸脚，留一半徐徐添入，上用衣被围身，使略有微汗，洗毕，饮稀粥一碗，如不愈，用前方加硫黄三钱，无不愈矣。按：此方即仲师原方，本书尚多脱漏，特补出之。盖脚气一证，湿胜于下，挟风阳而上升，故其气冲心，方中所以用矾者，以矾能燥湿故也。所以用地浆水者，钱乙所谓以土伏水，水得其平，风自止也。所以用杉木者，以杉木燥湿，能治脚气肿痛也〔柳子厚救死方曰：得脚气夜半痞绝，胁块如石，昏困且死。郑洵美传杉木汤食顷，大下块，散而气通，用杉木节一升，橘叶一升，枣儿槟榔七枚（打），童便三升，煎一服下，止后服〕。所以使其略有微汗者，欲其气之外散。所以加用硫黄者，则以硫虽燥热，能引大肠秽浊下行，与他药炎上者不同，故冲心之脚气，亦得借引浊下行之力，使不上冒也。然则方用白矾，不如用皂矾为胜，以皂矾引浊下行之力，与石硫适相等也。辛未八月，乡人庄姓病此，两足肿大，气急、心痛、易饥。此证气分居多，而寒湿不甚。长女昭华投以加味鸡鸣散，方用吴萸五钱，木瓜五钱，槟榔三钱，黑豆五钱，桔梗三钱，青、陈皮各三钱，苍、白术各三钱，生甘草一钱，生芪五钱，紫苏六两，生姜一大块，浓煎服之，一夕而足肿全消，此八月十四日事也，附录之以为临证之一助。又按：痛者属气分，麻木在少腹属血分。予曾治焦店潘姓，用加味四物汤取效，方用川芎三钱，当归五钱，白芍四钱，生地一两，吴萸三钱，木瓜三钱，生附子二钱，防己三钱，牛膝一两，三剂而愈。与病属气分者不同，存以备参。

血痹虚劳病脉证并治第六

问曰：血痹之病，从何得之，师曰：夫尊荣人骨弱、肌肤盛，重因疲劳汗出，卧不时动摇，加被微风，遂得之。但以脉自微涩在寸口，关上小紧，宜针引阳气，令脉和紧去则愈。

血痹初得之状，仲师初无明文，但云尊荣之人骨弱肌肤盛，重因疲劳汗出，卧不时动摇，加被微风，遂得之。自来注家多未明了，予特抉其隐情而发之，大约与虚劳失精家病原相伯仲耳。夫所谓尊荣之人者，美人充下陈，左拥而右抱，卧必晏起，纳谷不多，静坐终日，动时恒少，脾阳先已不振（膵肉乏吸收作用），肌肉虽盛，腠理实虚，加以肉蹙既多，精气遂削，精髓空虚，故乃荏弱，不受外邪固已不能任事，况又入房汗出，全身动摇，微风袭之，血受风遏，阳气不达，阴血遂凝，此风不受于肩井，即受于风池、风府，以其背在上也，故知其臂必麻木，背必酸痛，平时脉本微涩，而关上独见小紧者，正以痹在上部，不及中下也。此病在草野之夫，不足为患，独纨绔少年，气体素弱，因而成痹。故但需针灸所病之穴，俾血从内动，即风从外解，而紧去脉和矣，玩"则愈"二字，此意自见。丁甘仁云：吾之门诊，所以多用轻药者，彼固未有重病也，亦此意也。近有富人金姓，多姬侍，时发病，无锡华宗海一针即愈。后宗海难上海，求诊于党波平亦如之，倘今不异于古所云耶。

血痹，阴阳俱微，寸口关上微，尺中小紧，外证身体不仁，如风痹状，黄芪桂枝五物汤主之。

黄芪桂枝五物汤方

黄芪三两，芍药三两，桂枝三两，生姜六两，大枣十二枚。

上五味，以水六升，煮取二升，温服七合，日三服。

病至气血两虚，与上节本原柔脆，正虚病轻者，固自不同。寸口关上脉微，尺中小紧，阴血不充，阳气郁塞之脉证也。气血不通，故身体不仁，如风痹状，甚则两足痿弱，或更因阳气闭塞，不濡分肉，麻木不知痛处。此证治法，以宣达脾阳，俾风邪从肌肉外泄为主，故用解肌去风之桂枝汤去甘草，而用黄芪者，正以补里阴之虚而达之表分也。

夫男子平人脉大为劳，脉极虚亦为劳。

阴虚生内热，阳气外张，故脉大。阳衰生里寒，阴血不通，故脉极虚。脉大则发热，脉极虚则恶寒。病情详后文，兹不赘说。

男子面色薄，主渴及亡血，卒喘悸，脉浮者，里虚也。

此节为望色审证及脉而知虚劳之病也。面色之厚薄，视其人之气血为转移，气血充，则颊辅丰腴，无论赫如渥丹为厚，即肤如凝脂亦为厚；气血不充，则枯白不华，无论面如削瓜为薄，即肥白如瓠者亦为薄，为其精亏而血少也。精亏则生内热，而引水自救，故主渴；血少则色夭不泽，故主亡血，此一望而可知者也。肾不纳气则喘（此为精竭者所必有），心营虚耗则悸（此为亡血所必至），虽喘与悸皆有虚实之辨，要惟虚劳之喘，坐卧则略定，稍动则肩摇而息粗，是为卒然而喘，与汗出饮水之喘、痰饮之喘、静处不能暂停者，固不同也。虚劳之悸，略无惊恐，则坦坦如平人。若据梧沉思，忽闻对座高声，或凝神夜坐，忽见灯旁物影，不觉怦然大动，是为卒然而悸，与水气凌心之悸、烦热之悸绝无间断者，又不同也。至谓脉浮为里虚，则为促师失辞，原其意殆指浮取则见、重按若无芤脉，承上渴及之血言之，否则浮为在表，浮则为风，伤寒浮紧，中风浮缓，岂得概谓之里虚耶？

男子脉虚沉弦，无寒热，短气里急，小便不利，面色白，时目瞑兼衄，少腹满，此为劳使之然。

凡脉见沉弦者，不主里水，即主表寒。卫虚则生寒，营虚则生热，故表邪见沉弦者，必有寒热。今无寒热，则非表邪可知。虚阳不归其根，故短气；里急者，似胀非胀，似痛非痛，而中风否塞也。小便不利而少腹满者，三焦水道由肾下达膀胱。水道得温则行，遇寒则冻，肾阳既耗，水道遂瘀。按：此证必兼腰痛，尝见好眠睡忍小便者，其腰必痛，水瘀肾脏，以膨急而伤也；否则，其膀胱必痛，亦以膨急而伤也。若夫肾阳以多饮而丧，则水脏虚寒，其气不能上下行，不上行，则与水之上源隔绝，而见气短里急；不下行，则下流之输泄无力，而见小便不利少腹急。下文虽有小建中一方以治里急，八味肾气丸以治小便不利，自非猛自惩艾，实于生命无济，倘如《西厢记》所云：月移花影，疑是玉人来。虽卢、扁，其奈之何！

劳之为病，其脉浮大，手足烦，春夏剧，秋冬差，阴寒精自出。酸削不能行（上节"面色白，时目瞑兼衄"，当在此节"劳之为病"下）。

上节言肾阳之虚，小便不利与少腹急为连文，与下"少腹拘急，小便不利者，面色白"三语属阴虚，为此节脱简，今订正之。血虚而阳络之末空，不能上荣颜面，因而色白；脑为髓海，髓之精则以目睛为标，精竭而脑虚，目睛失养，不能胜阳光之逼，故时目瞑；阴虚而浮阳窜脑，脑气热，则颅骨之缝开，故兼衄。此证惟目时瞑者为予所亲见。予诗友吴苹青名希鄂者，诗才高隽，出陈文无秦谦斋上，尝患房劳证，畏阳光，虽盛暑，必以黑布幂窗棂，与人对语时，忽然闭目良久，人皆谓目力之不济，而不知脑气不能濡养眸子，不能久耐阳光也。手足烦为掌心足底皆热，脾阴虚也。春夏不胜阳热，故剧；秋冬阳气伏藏，故差。阴虚之人，相火不能蛰藏，宗筋易举易泄，而胆火益弱，阴头益冷，宜乎髀肉日削，欲行不得，而一步三折摇矣。

男子脉浮弱而涩为无子，精气清冷。

《易》始乾坤，生生之义大矣。《系辞传》曰：夫乾，其静也，专其动也，直是以大生焉。夫坤，其静也；翕其动也，辟是以广生焉。其所以象人体者，尽人能言之。人子始生，则母之交骨开，故谓之"辟"。寡欲则无二偶而肾阳充，故静专而动直，此即大生之义也。若男子之脉，以阳气不足而浮弱，以精血不足而涩，则其肾脏元阳必虚，而交感之时，精冷而不能有子，此证惟羊肉当归汤足为疗治。冬令服二三剂，定当枯谷回春，虽妇人有痛淋者，亦能生子，屡试而效。阅者倘能传布，功德莫大焉（予所定之方用生羊肉三斤，当归四两，生附子一枚，生姜四两。附子无麻醉性，羊肉不膻，生姜不辣，服此者向无流弊，勿惧）。

夫失精家，少腹弦急，阴头寒，目眩，发落，脉极虚芤迟，为清谷，亡血失精，脉得诸芤动微紧，男子失精，女子梦交，桂枝龙骨牡蛎汤主之。

桂枝龙骨牡蛎汤方

桂枝、芍药、生姜各三两，甘草二两，大枣十二枚，龙骨、牡蛎各三两。

上七味，以水七升，煮取三升，分温三服。

失精之情不同，始则有梦而遗，是尚有相火也，至于不梦亦遗，而肾阳始败矣，又其甚则醒时亦遗，而肾阳益败矣。少腹弦急，浊阴下注而小便不利也；阴头寒，精气虚而寒湿下注宗筋也；目之瞳仁视脑气盈虚为出入，脑气以精血两竭而虚，故目眩（此与痰饮之眩、少阳病之眩不同），此与历节之头眩同。精神恍惚，开目则诸物旋转，闭目则略定，世传防眩汤间有特效，录之以为救急之助。方用党参、半夏各三钱，归、芍、熟地、白术各一两，川芎、山萸各五钱，天麻三钱，陈皮一钱，轻者四五剂，可以永久不发。予早年病此，嘉定秦芍舱师曾用之，惟多川芎三钱耳，至今三十年无此病，皆芍师之赐也。发者血之余，故少年血盛则黑，老年血衰则白，至于肾脏虚寒，胞中血海之血，乃不能合督脉上行于脑，脑气不濡而发为之落，此正如高秋风燥，草木黄落者然。脉失精则虚，亡血则芤，下利清谷则迟，劳之所以失精者，相火不能蛰藏也。所以失血者，阴气益虚，相火益炽，阳根拔于下，血海之血乃随之而上脱也。所以下利清谷者，人体精血日损，水分益寒，入胃之水饮以不得温化而下陷矣。胆火下窜，真阴不守，在男子则为失精，在女子则为梦交，于是脉芤而见动，脉微而见紧，泄之愈甚，阴寒愈急。若更以滋阴降火之剂投之，则阳气愈不得升，阴液益无统摄，故用桂枝汤以扶脾阳，加牡蛎、龙骨以固肾阴。独怪近世医家，专用生地、石斛、麦冬、知母、玉竹、黄柏一切阴寒滋腻之品，吾不知其是何居心也。

男子平人脉虚弱，细微者，喜盗汗也。

人体血分多于水分，则热度高而脉道利，应指者条达而冲和；水分多于血分，则热度低而脉道窒，应指者虚弱而微细。水分多则卫强，血分少则营弱。凡人醒时则阳气外达，寐则阳气内守，卫所以夜行于阴也，卫气内守，则营气当夜行于阳之时不能外泄，故寐者无汗。惟卫气不守，营气从之，乃为盗汗。盗汗者，卫不与营和也。按：伤寒之例，卫不与营和，先时以桂枝汤发汗则愈，更加龙骨以镇浮阳，牡蛎以抑上逆之水气，则盗汗当止，师虽不出方治，读者当观其通也。

人年五六十，其病脉大者，痹侠背行，若肠鸣马刀侠瘿者，皆为劳得之。

少年气血俱盛，则脉当实大而动数；老年气血俱虚，则脉当虚细而安静，此其常也。至于病脉，固不尽然，人当用力太过，阳气外张，则其脉必大，此固不可以年龄论，然则师言其病脉大，痹侠背行者，盖谓劳力阳伤于前，阳张汗泄，故始病倦怠。见浮大之脉，毛孔不闭，风寒乘之，汗液未尽者，乃悉化为湿，背毛锢于寒湿，因侠背而痹，但既痹之后，阳气一虚，即脉不应大。此证初起，当与风湿同治，麻黄加术、麻黄杏仁薏仁甘草二汤，皆可用之。至于痹证既成，则其脉当微，而为黄芪五物证。所以然者，痹在太阳部分，阳气已为寒湿所困，岂有阳气不达而其脉反大者乎？若阴寒内踞，孤阳外越，则其脉亦大。阴寒内踞，则水走阳关而为肠鸣，此证不见下利，即病腹痛，宜四逆理中辈。至于外证见马刀侠瘿，则脉见弦大，时医以为小柴胡证，其实不然。马刀之状，若长形小蚌，生于腋下，坚硬如石，久乃成脓溃烂；侠瘿生于颈项，连连如贯珠，初起用旱烟杆中烟油涂之，三日即消，外科小金丹亦可用之，日三服，每服二粒，以消为度。此证虽起于失志郁怒，究与阴疽相类，其中必有寒湿结毒，小柴胡汤必然无济，若不早治，一二年后溃烂不收，未有不死者也。

脉沉小迟，名脱气，其人疾行则喘喝，手足逆寒，腹满，甚则溏泄，食不消化也。

脉沉小而迟，是为水寒血败，血分热度愈低，津液不能化气，故名脱气。疾行则喘喝者，肾虚不能纳气也；血分之热度弱而又弱，故手足逆寒；寒水下陷，故腹满而溏泄；胃中无火，故食不消化。按：此条在《伤寒论》中为少阴寒湿证，亦当用四逆理中主治。

脉弦而大，弦则为减，大则为芤；减则为寒，芤则为虚；虚寒相搏，此名为革。妇人则半产漏下，男子则亡血失精。

脉弦为阳气衰，脉大而芤为阴气夺，阳衰则中寒，阴夺则里虚，两脉并见，名曰革。浮阳不降，则阳不摄阴；阴不抱阳，则精血寒陷，此条见"妇人杂病"篇。治妇人半产漏下，则有旋覆花汤。而男子亡血失精，独无方治，而补阳摄阴之法，要以天雄散为最胜，天雄以温下寒，龙骨以镇浮阳，白术、桂枝以扶中气，而坎离交济矣。黄坤载云：后世医法不传，治此乃用清凉滋润，中气崩败，水走火飞，百不一生，今之医士，不可问也，谅哉斯言！

天雄散方

天雄三两（炮），白术八两，桂枝六两，龙骨三两。

上四味，杵为散，酒服半钱匕，日三服，不知稍增之。

虚劳里急，悸，衄，腹中痛，梦失精，四肢酸疼，手足烦热，咽干口燥，小建中汤主之。

小建中汤方

桂枝三两，甘草二两，芍药六两，大枣十二枚，生姜三两，饴糖一升。

上六味，以水七升，煮取三升，去滓，内胶饴，更上微火消解，温服一升，日三服。

里急以下诸证，用小建中汤，此乃第一篇所谓治肝脾之方治也。厥阴含少阳胆火，胆实则气壮而强，胆虚则气馁而悸；腹为足太阴部分，肝胆之火逆于太阴，则腹中痛；厥阴之脉络于阴器，胆火下泄，则梦失精；阴泄于下，脑应于上，则为衄；脾精不行于四肢，故四肢酸楚而手足烦热；脾精不上承，故咽干而口燥。其病在脾，致病之由则为肝胆，此证肝胆俱虚而不任泻，故特出建中汤以补脾，使肝脏不虚，则胆火潜藏，岂能泄肾阴而伤脾脏，故又云肝虚则用此法也。

虚劳里急诸不足，黄芪建中汤主之。

黄芪建中汤方　即小建中汤内加黄芪一两半，余依上法。若气短胸满者，加生姜。腹满者去枣加茯苓一两半，及疗肺虚损不足，补气加半夏三两。

虚劳一证，急者缓之以甘，不足者补之以温，上节小建中汤，其主方也。但小建中汤于阳虚为宜，阴阳并虚者恐不能收其全效。仲师因于本方外加黄芪以补阴液，而即以黄芪建中为主名，此外之加减不与焉。气短胸满加生姜者，阳气上虚故气短，阴干阳位故胸满，因加生姜以散之；腹满所以去枣加茯苓者，腹满为太阴湿聚，防其壅阻脾气也，因去大枣，加茯苓以泄之，湿去而脾精上行，然后肺脏得滋溉之益，故肺之虚损亦主之；补气所以加半夏者，肺为主气之脏，水湿在膈上，则气虚而喘促，故纳半夏以去水，水湿下降，则肺气自调，其理甚明。陈修园以为匪夷所思，不免自矜神秘，盖彼第见俗工以补为补，而不知以泻为补，故自负读书得闲耳。

虚劳，腰痛，少腹拘急，小便不利者，八味肾气丸主之。

八味肾气丸　见妇人杂病。

虚劳腰痛，少腹拘急，小便不利，此肾阳不充之证也。肾脏虚寒，则水湿不能化气，膨急于上则腰痛，膨急于下则少腹拘急，此证仲师主以崔氏八味丸，然予曾用之，决然不应，乃知陈修园易以天雄散，为不刊之论也。原肾脏所以虚寒者，则以肾阳不藏之故，肾阳不藏，则三焦水道得温而气反升，水欲下泄，虚阳吸之，此水道所以不通也。方用龙骨、天雄以收散亡之阳，白术补中以制逆行之水，桂枝通阳以破阴霾之寒，于是天晴云散，水归其壑矣。

虚劳，诸不足，风气百疾，薯蓣丸主之。

薯蓣丸方

薯蓣三十分，人参七分，白术六分，茯苓五分，甘草二十八分，当归十分，干地黄十分，芍药六分，川芎六分，麦冬六分，阿胶七分，干姜三分，大枣百枚(为膏)，桔梗五分，杏仁六分，桂枝十分，防风六分，神曲十分，豆黄卷十分，柴胡五分，白蔹二分。

上二十一味，末之，炼蜜和丸，如弹子大，空腹酒服一丸，一百丸为剂。

虚劳诸不足，是为正虚；风气百疾，是为邪实。正虚则不胜表散，邪实则不应调补，此尽人之所知也。若正虚而不妨达邪，邪实而仍应补正，则非尽人之所知也。仲师"虚劳篇"于黄芪建中、八味肾气丸已举其例，复于气血两虚外感风邪者出薯蓣丸统治之方，所用补虚凡十二味，舍薯蓣、麦冬、阿胶、大枣外，实为后人八珍汤所自出。去风气百疾者凡八味，白蔹能散结气，治痛疽疮肿、敛疮口、愈冻疮、出箭镞、止痛，大率能通血络壅寒，而排泄之力为多。盖风之中人，肌腠外闭而脾阳内停，方中白蔹，所以助桂枝之解肌也；风中皮毛，则肺受之，肺气被阻，咳嗽乃作，方中用桔梗、杏仁，所以开肺也；气血两虚，则血分热度愈低，因生里寒，方中用干姜，所以温里也；风气外解，必须表汗，然其人血虚，设用麻黄以发之，必致亡阳之变，故但用防风、柴胡、豆卷以泄之；且风着肌肉，脾阳内停，胃中不无宿垢，胃纳日减，不胜大黄、枳实，故但用神曲以导之。要之补虚用重药，惧不胜邪也；开表和里用轻药，惧伤正也；可以识立方之旨矣。

虚劳，虚烦不得眠，酸枣仁汤主之。

酸枣仁汤方

酸枣仁二升，甘草一两，知母、茯苓各二两，川芎一两。

上五味，以水八升，煮酸枣仁，得六升，内诸药煮取三升，分温三服。

酸枣仁汤之治虚烦不寐，予既屡试而亲验之矣，特其所以然，正未易明也。胃不和者寐不安，故用甘草、知母以清胃热；藏血之脏不足，肝阴虚而浊气不能归心，心阳为之不敛，故用酸枣仁以为君；夫少年血盛，则早眠而晏起，老年血气衰，则晚眠而晨兴，酸枣仁能养肝阴，即所以安魂神而使不外驰也，此其易知者也。惟茯苓、川芎二味，殊难解说，盖虚劳之证，每兼失精亡血，失精者留湿，亡血者留瘀。湿不甚，故仅用茯苓（茯苓无真者，予每用猪苓、泽泻以代之，取其利湿也）；瘀不甚，故仅用川芎。此病后调摄之方治也。

五劳虚极羸瘦，腹满不能饮食，食伤、忧伤、饮伤、房室伤、饥伤、劳伤、经络营卫气伤，内有干血，肌肤甲错，两目黯黑，缓中补虚，大黄䗪虫丸主之。

大黄䗪虫丸方

大黄十分（蒸），黄芩二两，甘草三两，桃仁一升，杏仁一升，芍药四两，干地黄十两，干漆一两（烧令烟尽），虻虫一升（去翅足熬），水蛭百枚（熬），蛴螬百枚（熬），䗪虫半升（熬）。

上十二味，末之，炼蜜和丸，小豆大，酒服五丸，日三服。

大黄䗪虫丸主治为五劳虚极、羸瘦腹满、不能饮食，外证则因内有干血肌肤甲错、两目黯黑，立方之意，则曰缓中补虚。夫桃仁、芍药、干漆，所以破干血（芍药破血，人多不信，试问外科用京赤芍何意？），加以虻虫、水蛭、蛴螬、䗪虫诸物之攻瘀，（䗪虫，俗名地鳖虫，多生灶下垃圾中，伤药中用之，以攻瘀血，今药肆所用硬壳黑虫非是）。有实也，大黄以泻之；有热也，杏仁、黄芩以清之；其中惟甘草缓中，干地黄滋养营血。统计全方，似攻邪者多而补正者少，仲师乃曰缓中补虚，是有说焉？譬之强寇在境，不痛加剿除，则人民无安居之日，设漫为招抚，难保不死灰复燃，况迁延日久，良民从贼者益众，虽有良将劲卒，正恐无能为役，是攻瘀即所以缓中，缓中即所以补虚也。今有患阳明实热者，用大承气汤不死，用滋阴清热之药者，终不免于死，则本方作用，可以比例而得之矣。

肺痿肺痈咳嗽上气病脉证治第七

问曰：热在上焦者，因咳为肺痿。肺痿之病，从何得之？师曰：或从汗出，或从呕吐，或从消渴，小便利数，或从便难，又被快药下利，重亡津液，故得之。

热在上焦二语，为仲师所尝言（见下"五脏风寒积聚篇"），兹特借此发问，以研求肺痿所从来。夫既称热在上焦，便当知上焦在人体中居何部位，"焦"字究属何义？固不当如庸工所言三焦，有名而无形也。盖上焦在胸中，即西医所谓淋巴干，为发水成汗输出毛孔作用；中焦在胃底，即西医所指膜肉，中医即谓之脾阳，为吸收小肠水液，由上焦输入肺脏作用；散布未尽之水液，乃由肺下降，由肾脏注膀胱，是为下焦。合上中下三部观之，方显出"焦"字之义。譬之釜中煮饭蒸气上浮，其饭始干，蒸气化水，仍回于下，釜底之饭，久久而焦，可见"焦"字之义，为排泄水液之统名，而排泄作用，实由于少阳胆火。师言热在上焦，因咳为肺痿，便可知病由燥热矣，故仲师历举燥热之病由以答之。曰或从汗出者，肺主皮毛，呼吸与之相应，太阳表汗，由肺外出皮毛，汗出太多，则肺脏躁；曰或从呕吐者，呕吐为胆胃上逆，胆胃气燥，则上灼肺脏，肺脏之液与之俱涸；曰或从消渴者，消则胆火逼水液而泄出肾膀，渴则胃中热而引水自救，随消随渴，则肺脏之液以涸；曰小便利数者，肺为水之上源，水从下焦一泄无余，则上源告竭；曰或从便难又被快药下利重亡津液者，大肠与肺为表里，大肠燥则肺脏与之俱燥，此其所以寖成肺痿者。按：以上所列病由，俱出燥热，以视肺痈，但有虚实之别耳，故治此证者，火逆之麦门冬汤，肺痈之千金苇茎汤，并可借用，仲师固未出方治也。按：《内经》云，肺热叶焦，则生痿躄。盖上源绝则下流涸，津液枯燥，不濡筋脉，而两足挛急，此因痿成躄之证，予于沈松寿亲见之。盖始则病后能食，继则便难，终则脚挛急，故治痿属取阳明也（章次公在红十字会治痿证，用大承气及鲜生地、玉竹、知母等味重剂，五剂而瘥。是时襄诊者为卢扶摇，病者始则两足不能移动，继则自行走去，盖步履如常矣）。

曰：寸口脉数，其人咳，口中反有浊唾涎沫者何？师曰：为肺痿之病。若口中辟辟燥，咳即胸中隐隐痛，脉反滑数，此为肺痈。咳吐脓血，脉数虚者为肺痿，数实者为肺痈。

上文但举肺痿病由，然犹未详肺脏躁热之脉何如也，曰：寸口脉数，热在肺也。曰：其人咳，气上逆也，脉数而气逆，病当口燥，乃口中反有黏腻之浊唾涎沫。可见肺脏之津液，被燥气蒸逼，悉化痰涎，故可决为肺痿，所以别于肺痈者，以其津液随热外泄而不内闭也。至于口中辟辟作声，燥咳无津，每咳则胸中隐隐作痛，便可决为肺痈。痈者，壅也。盖此证肺络为外邪壅塞，郁而生热，热伤血滞，因而成痈。风袭于肺，故咳；血郁成胀，故胸中隐隐作痛；血络壅则营分热度增高，故脉数；肺中热郁血腐，故咳吐脓血。要知肺痿之与肺痈，皆出于热，不过为虚实之辨，故脉数相似，浮而虚者为痿，滑而实者为痈也。

问曰：病咳逆，脉之，何以知其为肺痈，当有脓血，吐之则死，其脉何类？师曰：寸口脉浮而数，浮则为风，数则为热；浮则汗出，数则恶风。风中于卫，呼气不入，热过于营，吸而不出。风伤皮毛，热伤血脉，风舍于肺，其人则咳，口干喘满，咽燥不渴，多吐浊沫，时时振寒，热之所过，血为之凝滞，蓄结痈脓，吐如米粥，始萌可救，脓成则死。

咳逆之证，有痰饮，有风邪，有水气，所以决定为肺痈者，要有特异之脉证，肺痈之死证，固以吐脓血为最后一步，要其最初病因则甚轻。揆仲师所举脉证，特为中风失治，中风之证，其脉浮，发热，自汗，恶寒，此宜桂枝汤以发之者也。今曰寸口脉浮而数，浮则为风，数则为热；浮则汗出，数则恶寒；风中于卫，呼气不入；热过于营，吸而不出，其与太阳中风发热汗出、鼻鸣干呕者何异？若早用桂枝汤以发其汗，宜必无肺痈之病，惟其失时不治，致风热内陷肺脏，久久寖成肺痈。究其所以然，风伤皮毛，则内舍于肺，热伤肺络，则变为咳嗽，但初见口干喘满咽燥不渴，多唾浊沫，时时振寒，虽非若前此之桂枝汤证，苟能清燥救肺，其病犹易愈也。惟其热郁肺脏，肺中血络凝阻，若疮疡然，其始以血络不通而痛。痛之不已，遂至蒸化成脓，吐如米粥，则内痈已成，始萌尚有方治，脓溃则万无一生，此肺痈之大略也。

上气，面浮肿，肩息，其脉浮大，不治，又加利，尤甚。

上气，喘而燥者，此为肺胀，欲作风水，发汗则愈。

肾不纳气，则气上冲；肺气壅塞，则气亦上冲。但面浮肿，则痿黄而不泽，肩息，则气短而不伸，加以浮大之脉，则阳气将从上脱，故曰不治。又加下利，则阳脱于上，阴竭于下也，此上气以肺肾两虚而不治者也。若夫喘逆而燥疾，则为肺实，而胀为风遏太阳寒水不能外达皮毛之证；欲作风水，则为风水未成。盖风水既成，必至一身尽肿，此证独无，故曰发其汗即愈，麻黄加术汤、越婢汤、小青龙汤，俱可随证酌用。此上气以肺实而易愈者也。

肺痿，吐涎沫而不咳者，其人不渴，必遗尿，小便数。所以然者，以上虚不能制下故也。此为肺中冷，必眩，多涎唾，甘草干姜汤以温之。若服汤已，渴者，属消渴。

甘草干姜汤方

甘草四两（炙），干姜二两（炮）。

上二味，㕮咀，以水三升，煮取一升五合，去滓，分温再服。

痿之言萎，若草木然，烈日暴之，则燥而萎；水泽渍之，则腐而萎。本条吐涎沫而不渴之肺痿，与上燥热之肺痿，要自不同。所谓不渴必遗尿、小便数者，上无气而不能摄水也，气有余即是火，气不摄水则肺中无热可知。然则仲师所谓肺中冷，实为肺寒，眩为水气上冒，多涎唾则寒湿在上也，故宜甘草干姜汤以温之。陈修园以为冷淡之冷不可从，不然，服汤已而渴者，何以属燥热之消渴耶？便可知甘草干姜方治，专为寒肺痿设矣。又按：《伤寒》"太阳篇"干姜甘草汤，治误用桂枝汤发汗伤其脾阳而手足见厥冷而设，故作干姜甘草汤以复其阳，便当厥愈足温，但治厥倍干姜、治痿倍甘草耳，此亦虚寒用温药之明证也（此方治寒肺痿，要为升发脾精上滋肺脏而设。章次公云）。

咳而上气，喉中水鸡声，射干麻黄汤主之

射干麻黄汤方

射干三两，麻黄、生姜各四两，细辛、紫菀、款冬花各三两，大枣七枚，半夏半升，五味子半升。

上九味，以水一斗二升，先煮麻黄两沸，去上沫，内诸药，煮取三升，分温三服。

太阳水气不能作汗外泄，则留着胸膈而成寒饮，饮邪上冒则为咳；胸有留饮，吸入之气不顺，则为上气；呼吸之气引胸膈之水痰出纳喉间，故喉中如水鸡声，格格而不能止，此固当以温药和之者也。故射干麻黄汤方治，麻黄、细辛、半夏、五味子并同小青龙汤，惟降逆之射干，利水之紫菀（《本草汇》云能通小便），散寒之生姜，止咳之款冬，和中之大枣，则与小青龙汤异。究其所以然，咳而上气之证究为渐病，不似痰饮之为痼疾，及时降气泄水、开肺散寒尚不至寖成痰饮外，此若细辛之治咳、五味之治气冲、生麻黄之散寒、生半夏之去水，不惟与小青龙汤同，并与苓甘五味姜辛半夏汤同，可以识立方之旨矣。

咳逆上气，时时吐浊，但坐不得眠，皂荚丸主之。

皂荚丸方

皂荚八两（刮去皮酥炙）。

蜜丸，梧子大，以枣膏和汤服三丸，日三夜一服。

上节云咳而上气，是不咳之时，其气未必上冲也；若夫咳逆上气，则喘息而不可止矣。此证惟背拥叠被六七层，尚能垂头而睡，倘叠被较少，则终夜呛咳，所吐之痰，黄浊胶黏，此证予于宣统二年侍先妣邢太安人病亲见之。先妣平时喜食厚味，又有烟癖，厚味被火气蒸灼，因变浊痰，气吸于上，大小便不通，予不得已自制皂荚丸进之，长女昭华煎枣膏汤如法，昼夜四服，以其不易下咽也，改丸如绿豆大，每服九丸，凡四服，浃晨而大小便通，可以去被安睡矣（后一年，闻晋乡城北朱姓老妇，以此证坐一月而死，可惜也）。

咳而脉浮者，厚朴麻黄汤主之，咳而脉沉者，泽漆汤主之。

厚朴麻黄汤方

厚朴五两　麻黄四两　石膏如鸡子大　杏仁半升　半夏半升　干姜、细辛各二两　小麦一升　五味子半升

上九味，以水一斗二升，先煮小麦熟，去滓，纳诸药，煮取三升，温服一升，日三服。

泽漆汤方

半夏半升，紫参（一本作紫菀），生姜、白前各五两，甘草、黄芩、人参、桂枝各三两，泽漆三升（以东流水五斗，煮取一斗五升。泽漆即大戟苗，性味、功用与大戟相同，今沪上药肆无此药，即用大戟可也）。

上九味，㕮咀，内泽漆汤中，煮取五升，温服五合，至夜尽。

咳而脉浮，水气在胸膈间，病情与痰饮同；咳而脉沉，水气在胁下，病情与痰饮异，惟病原等于痰饮。故厚朴麻黄汤方治，略同小青龙汤，所以去桂枝、芍药、甘草者，桂、芍、甘草为桂枝汤方治，在《伤寒论》中，原所以扶脾阳而泄肌腠。中医所谓脾，即西医谓膵，在胃底，为吸收小肠水气发舒津液作用，属中焦。此证咳而脉浮，水气留于胸膈，胸中行气发水作用，西医谓之淋巴干，中含乳糜，属上焦。去桂、芍、甘草加厚朴者，正以厚朴去湿宽胸，能疏达上焦太多之乳糜故也。人体之中，胃本燥热，加以胸膈留饮，遏而愈炽，所以加石膏者，清中脘之热，则肺气之下行者顺也；所以加小麦者，咳则伤肺，饮食入胃，由脾津上输于肺，小麦之益脾精，正所以滋肺阴也（妇人脏躁悲伤欲哭，用甘麦大枣，悲伤欲哭属肺虚，三味皆补脾之药，可为明证也）。此厚朴麻黄汤大旨，以开表蠲饮为主治者也。惟病原异于痰饮，故泽漆汤方治，君行水之泽漆（《本草》利大小肠，治大腹水肿），而去水之生半夏、利水之紫菀佐之（原作紫参，非）；咳在上则肺热不降，故用黄芩以清之，白前以降之；水在下则脾脏有寒，故用生姜以散之，桂枝以达之；水气在下则胃气不濡，故用人参、甘草以益之，此泽漆汤大旨，以去水肃肺和胃为主治者也。

火逆上气，咽喉不利，止逆下气，麦门冬汤主之。

麦门冬汤方

麦门冬七升，半夏一升，人参、甘草各二两，粳米三合，大枣十二枚。

上六味，以水一斗二升，煮取六升，温服一升，日三夜一服。

火逆一证，为阳盛劫阴，"太阳上篇"所谓误下烧针，因致烦躁之证也。盖此证胃中津液先亏，燥气上逆，伤及肺脏，因见火逆上气，胃中液亏则咽中燥，肺脏阴伤，则喉中梗塞，咽喉所以不利也。麦门冬汤，麦冬、半夏以润肺而降逆，人参、甘草、粳米、大枣以和胃而增液，而火逆可愈。喻嘉言不知肺胃同治之法，漫增清燥救肺汤，则不读书之过也。

肺痈，喘不得卧，葶苈大枣泻肺汤主之。

葶苈大枣泻肺汤方

葶苈（熬令黄色，捣丸如弹子大），大枣十二枚。

上先以水三升，煮枣，取二升，去枣，内葶苈煮取一升，顿服。

咳而胸满，振寒，脉数，咽干，不渴，时出浊唾腥臭，久久吐脓如米粥者，为肺痈，桔梗汤主之。

桔梗汤方

桔梗一两，甘草二两。

上以水三升，煮取一升，分温再服，则吐脓血也。

肺为主气之脏，风热壅阻肺窍，吸气不纳，呼气不出，则喘；喘急则欲卧不得，叠被而倚息，证情与但坐不得眠之咳逆上气者相近，但不吐浊耳。痈脓未成，但见胀满，故气机内闭而不顺，此证与支饮不得息者，同为肺满气闭，故宜葶苈大枣泻肺汤直破肺脏之郁结。用大枣者，恐葶苈猛峻，伤及脾胃也（此与皂荚丸用枣膏汤同法）。至如咳而胸满，盖即喘不得卧之证见于内脏者；热郁于肺，皮毛开而恶风，故振寒；血热内炽，故脉数；肺液被风热灼烁，故咽干；口多涎沫，故不渴。要其始萌，胸中便隐隐作痛，时出浊唾腥臭，至于失时不治，吐脓如米粥，则肺痈已成。桔梗汤方治，桔梗开泄肺气，兼具滑泽之碱性，以去滋垢，倍甘草以消毒，使脓易吐出，而痈自愈矣。排脓汤之用桔梗，亦即此意。剧者赤小豆（此即杂粮，市中赤豆）当归散亦可用之；热重者，千金苇茎汤亦可用之，苇茎即芦根，瓜瓣不知何物，许半龙、章次公俱以冬瓜仁代之，亦通。盖冬瓜仁在肠痈大黄牡丹汤方治中，为保肺泄肠之品也。惟犀黄丸一方，最为消毒上品，初起时服之一料，无不愈者。方用犀黄五分，元寸五分，净乳香、没药各二两，先将乳、没研细，然后和入犀黄、元寸，加糯米粉五钱，捣和为丸，如秫米大，每服三钱。又有俗传单方，用来年咸芥卤，每日半杯，和豆腐浆饮之，胸中梗塞顷之吐出脓血，日进一服，吐至无脓为度，而痈即愈矣，此皆补经方所未备。俾济世者资采择焉。辛未七月望后，予治浦东陈姓一证，胸中痛，咯痰腥臭如米粒，初诊用桔梗一两、甘草五钱，五剂而胸痛止；二诊用葶苈五钱、黑枣十二枚，五剂而如米粒之脓尽；三诊用千金苇茎汤，五剂而腥臭尽。岂知病根未拔，九月初十日复来，咯痰腥臭如昔，但不似米粥耳，予仍用桔梗汤加冬瓜仁、昆布、海藻、大小蓟以消余毒，另授以犀黄丸九钱，令其日进一服，病者遂不复至，盖已愈矣。考肺痈初起，脚骨必痛，或舌下肿起一粒，以刀针破之，脓已成者，其血紫黑；未成者淡红，服犀黄丸，百不一失，医者审之。己巳三月，长女昭华治愈王姓肺痈，亦用犀黄丸取效，附录之以告同志。

咳而上气，此为肺胀，其人喘，目如脱状，脉浮大者，越婢加半夏汤主之。

越婢加半夏汤方

麻黄六两，石膏半斤，生姜三两，大枣十五枚，甘草二两，半夏半升。

上六味，以水六升，先煮麻黄，去上沫，内诸药，煮取三升，分温三服。

肺胀，咳而上气，烦躁而喘，脉浮者，心下有水，小青龙加石膏汤主之。

小青龙加石膏汤方

麻黄、芍药、桂枝、细辛、干姜、甘草各三两，五味子、半夏各半升，石膏二两。

上九味，以水一斗，先煮麻黄，去上沫，内诸药，煮取三升，强人服一升，羸者减之，日三服，小儿服四合。

咳而上气，为心下有水，为咳嗽吸引而上冲，不咳之时则其气如平，与咳逆上气之全系燥热不同，前条已详辨之。惟水气所从来，则起于太阳失表，汗液留积胸膈间，暴感则为肺胀，寖久即成痰饮，使其内脏无热，则虽不免于咳，必兼见恶寒之象，惟其里热与水气相搏，乃有喘咳、目如脱状或喘而并见烦躁。要之脉浮者当以汗解，浮而大，则里热甚于水气，故用越婢加半夏汤，重用石膏以清里而定喘；脉但浮，则水气甚于里热，故用蠲饮之小青龙汤，加石膏以定喘，重用麻、桂、姜、辛，以开表温里，而石膏之剂量独轻。观麻杏石甘之定喘，当可悟二方之旨矣。

奔豚气病脉证治第八

师曰：病有奔豚，有吐脓，有惊怖，有火邪，此四部病，皆从惊发得之。

此一节，因奔豚起于惊发，而连类以及他证。吐脓为肺痈，桔梗甘草汤证也（见上篇），误列"百合狐惑篇"之赤小豆当归散，肠痈方治，亦可用之。火邪有太阳阳热，以火熏下陷胞中圊脓血者，仲师未出方治，窃意当用桃核承气汤以下之。亦有太阳寒水，因灸而陷下焦，邪无从出，腰以下重而痹者，俟其阳气渐复，乃能汗出而解（并见"太阳篇"）。独惊怖一证未见，太阳病加温针必惊，火劫亡阳则为惊狂，此本桂枝去芍药加蜀漆龙骨牡蛎证，予谓暴感非常而病惊怖者，病情正与此同。所以然者，以二证均有热痰上窜脑部故也，特无太阳表证者，但用蜀漆龙骨牡蛎已足，仲师以其与奔豚同出一源，故类举之耳。

师曰：奔豚病从少腹上冲咽喉，发作欲死，复还止，皆从惊恐得之。

奔豚气上冲胸，腹痛，往来寒热，奔豚汤主之。

奔豚汤方

甘草、川芎、当归、黄芩、芍药各二两，半夏、生姜各四两，生葛五两，甘李根白皮一升。

上九味，以水二斗，煮取五升，温服一升，日三夜一服。

奔豚之病，少腹有块坟起，发作从下上冲，或一块，或二三块，大小不等，或并而为一。方其上冲，气促而痛，及其下行，其块仍留少腹，气平而痛亦定。但仲师言从惊恐得之，最为精确，与《难经》所云从季冬壬癸日得之者，奚啻郑昭宋聋之别。予尝治平姓妇，其人新产，会有仇家到门寻衅，毁物漫骂，恶声达户外，妇大惊怖，嗣是少腹即有一块，数日后大小二块，时上时下，腹中剧痛不可忍，日暮即有寒热。予初投以炮姜、熟附、当归、川芎、白芍，二剂稍愈；投以奔豚汤，二剂而消，惟李根白皮为药肆所无，其人于谢姓园中得之，竟得痊可，盖亦有天幸焉。

发汗后，烧针令其汗，针出被寒，核起而赤者，必发奔豚，气从少腹上至心，灸其核上各一壮，与桂枝加桂汤主之。

桂枝加桂汤方

桂枝五两，芍药、生姜各三两，甘草二两（炙），大枣十二枚。

上五味，以水七升，微火煮取三升，去滓，服一升。

《伤寒论》此节发端无"发汗后"三字，盖衍文也。烧针令发汗，本桂枝汤证，先服桂枝汤不解，刺风池、风府，却与桂枝汤则愈之证，乃针后不用桂枝汤，风邪未能外泄，寒气乘虚而闭针孔。夫风池本少阳之穴，风府以督脉之穴而属少阴，二穴为寒邪所遏，则少阳抗热，挟少阴卫气，一时暴奔而上，此所以针处核起而赤，必发奔豚也。故仲师救逆之法，先灸核上，与桂枝加桂汤，此即先刺风池、风府，却与桂枝汤之成例。所以汗而泄之，不令气机闭塞，吸而上冲也。余详伤寒"太阳下篇"，兹不赘。

发汗后，脐下悸者，欲作奔豚，茯苓桂枝甘草大枣汤主之。

茯苓桂枝甘草大枣汤方

茯苓半斤，甘草二两，大枣十五枚，桂枝四两。

上四味，以甘澜水一斗，先煮茯苓，减二升，内诸药，煮取三升，去滓，温服一升，日三服。甘澜水法：取水二斗，置大盆内，以杓扬之，上有珠子五六千颗相逐，取用之也。

发汗则伤阳，阳虚而水气上凌，则脐下悸，欲作奔豚，不过水气为浮阳吸引，而非实有癥瘕也。故仲师苓桂甘枣汤方治，用茯苓以抑水，桂枝以通阳，甘草、大枣培中气而厚堤防，使水邪不得上僭，复煎以甘澜水，扬之至轻，使不助水邪之上越，脐下之悸平，奔豚可以不作矣。余详伤寒"太阳上篇"，兹不赘。

胸痹心痛短气病脉证治第九

师曰：夫脉当取太过不及，阳微阴弦，即胸痹而痛，所以然者，责其极虚也。今阳虚，知在上焦；所以胸痹心痛者，以其阴弦故也。

诊病者之脉，阳有余，阴不足，则为发热自汗之中风，以阳有余而阴不足也，故其脉右浮而左弱；阳不足，阴有余，则为胸膈引痛之胸痹，故其脉右微而左弦。营弱而卫强，故脉有太过不及；阳虚而阴盛，故脉亦有太过不及。胸痹之证，阳气虚于上，而阴寒乘之之证也。阳气主上，阳脉微，故知在上焦（上焦在胸中，西医谓之淋巴干，为发抒水液之总机，微管中并有乳糜，乳糜停阻，则凝结而痛），心之部位在胸中，故曰胸痹心痛，与心中坚痞在心中，俱为仲师失辞。脉弦为有水，为阴寒，水气与寒并结胸中故痛，是可于左脉沉弦决之。

平人无寒热，短气不足经息者，实也。

其人素无他病，忽然肺窍气短而呼吸不顺，非留饮阻于膈上，即宿食留于中脘，与胸痹之阴寒上僭者不同，法当蠲饮导滞，仲师以其与胸痹相似而举之，使人知虚实之辨也。

胸痹之病，喘息，咳唾，胸背痛，短气，寸口脉沉而迟，关上小紧数，瓜蒌薤白白酒汤主之。

瓜蒌薤白白酒汤方

瓜蒌实一枚（捣），薤白半升，白酒七升。

上三味同煮，取二升，分温再服。

凡人劳力则伤阳，耐夜则寒袭，然而采芙蓉膏泽一榻明灯，冒城郭星霜，五更寒柝，卒不病此者，盖以卧者阳不散，行者阳独张也。惟劳力伛偻之人，往往病此。予向者在同仁辅元堂亲见之，病者但言胸背痛，脉之沉而涩，尺至关上紧，虽无喘息咳吐，其为胸痹，则确然无疑。问其业，则为缝工；问其病因，则为寒夜伛偻制裘，裘成稍觉胸闷，久乃作痛。予即书瓜蒌薤白白酒汤授之，方用瓜蒌五钱，薤白三钱，高粱酒一小杯，二剂而痛止。翌日，复有胸痛者求诊，右脉沉迟，左脉弦急，气短，问其业，则亦缝工，其业同，其病同，脉则大同而小异，予授以前方，亦二剂而瘥。盖伛偻则胸膈气凝，用力则背毛汗泄，阳气虚而阴气从之也。惟本条所举喘息咳唾，所见二证皆无之，当移后节不得卧上，为其兼有痰饮也。

胸痹，不得卧，心痛彻背者，瓜蒌薤白半夏汤主之。

瓜蒌薤白半夏汤方

瓜蒌实一枚（捣），薤白三两，半夏半升，白酒一斗。

上四味，同煮，取四升，温服一升，日三服。

咳而上气，时吐浊，但坐不得眠，与此证不得卧相似，惟不见黄厚胶痰，则非皂荚丸证可知。咳逆倚息不得卧，为风寒外阻，吸起痰饮，与此证不得卧同，而心痛彻背为独异，则非小青龙汤证可知。夫肺与皮毛，束于表寒，则寖成留饮，甚至倚息不得卧，惟胸背痛为胸痹的证，固当从本证论治，特于前方加生半夏以蠲饮，所以别于前证也。

胸痹，心中痞气，气结在胸，胸满，胁下逆抢心，枳实薤白桂枝汤主之，人参汤亦主之。

枳实薤白桂枝汤方

枳实四枚，薤白半斤，桂枝一两，厚朴四两，瓜蒌实一枚（捣）。

上五味，以水五升，先煮枳实、厚朴，取二升，去滓，内诸药，煮数沸，分温三服。

人参汤方

人参、甘草、干姜、白术各三两。

上四味，以水八升，煮取三升，温服一升，日三服。

寒缚于表，而肺气内停，清阳之位，固已为阴霾所据，日久遂变痰涎，痰积于上，故胸中痞气留积不散，胸中为上焦发水行气之道路，下焦水道由肾下接膀胱，肾膀并在胁下，胸中阻塞，胁下水气为阴霾所吸，乃从胁下逆行，冲迫心下。尝见土润溽暑之时，云阴昼晦，地中水气为在上蒸气吸引，暴奔于上，俗名挂龙，自非雷以动之、风以散之、雨以降之，安在于顷刻之间，俾天光下济。枳实、瓜蒌实达痰下行，譬之雨；薤白通阳，譬之雷；厚朴燥湿，譬之风；而胸中阴霾之气乃一泄无余矣。上无所引，下无所吸，但得胸满一去而胁下之逆抢自定。至于人参汤一方，乃服汤后调摄之方，而非胸痹正治，明者辨之。

胸痹，胸中气塞、短气，茯苓杏仁甘草汤主之，橘枳生姜汤亦主之。

茯苓杏仁甘草汤方

茯苓三两，杏仁五十个，甘草一两。

上三味，以水一斗，煮取五升，温服一升，日三服，不瘥更服。

橘枳生姜汤方

橘皮一斤，枳实三两，生姜半斤。

上三味，以水五升，煮取二升，分温再服。

胸中气塞，其源不二：一由水停伤气，一由湿痰阻气。水停伤气，以利水为主，而用茯苓为君，佐杏仁以开肺，甘草以和中，而气自顺；湿痰阻气，以疏气为主，而君橘皮、枳实以去痰，生姜以散寒，而气自畅。证固寻常，方亦平近，初无深意者也。

胸痹，缓急者，薏苡附子散主之。

薏苡附子散方

薏苡十五两，大附子十枚（炮）。

上二味，杵为散，服方寸匕，日三服。

胸痹缓急，仲师以薏苡附子散为主治之方，薏苡去湿，附子散寒，此固尽人能言之，但"缓急"二字，毕竟当作何解？病状未知，而妄议方治，恐亦误人不浅也。盖胸为太阳出入之道路，湿痹则痛，平时痛缓，遇寒则痛急，故谓之缓急。方用薏苡以去湿，大附子以散寒，欲药力之厚，故散而服之，病不可以急攻，故缓而进之。方中薏苡用至十五两，大附子十枚，以今权量计，大附子每枚当得一两半，则十枚亦得十五两矣，谁谓古今权量之不同耶？

心中痞，诸逆，心绞痛，桂枝生姜枳实汤主之。

桂枝生姜枳实汤方

桂枝、生姜各三两，枳实五两。

上三味，以水六升，煮取三升，分温三服。

湿痰阻于膈上，则心阳以不达而痞，心阳不达，则胸中之阳气虚，阳虚于上，肾邪凌之，冲气逆之，而心为之悬痛。治之者，当伏其所主，扶心阳，破湿痰，则痞去而痛止矣，此用桂枝枳实生姜之意也。

心痛彻背，背痛彻心，乌头赤石脂丸主之。

乌头赤石脂丸方

乌头一分（炮），蜀椒、干姜各一两，附子半两，赤石脂一两。

上五味，末之，蜜丸如桐子大，先食服一丸，日三服。不知，稍加服。

前证胸痛彻背，既出瓜蒌薤白半夏汤方治矣，此并见背痛彻心之证，其不当以前方混治，固不待言。按："五脏风寒积聚篇"云，心中寒者，其人苦病心如啖蒜状，剧者心痛彻背，背痛彻心，譬如虫注，脉浮者，自吐乃愈。然心何以中寒？何以如啖蒜状？痛何以如虫注？何以自吐乃愈？与乌头赤石脂丸证，是一是二？是皆不可知也。盖此证与胸痹同，阳微于上，阴乘于下也。如啖蒜状者，形容无可奈何之状，谚所谓猢狲吃辣胡椒也，注之言窜，背方痛而已窜于心，心方痛而又窜于背，一似虫之窜于前后，故如虫注。心阳衰微，阴寒乘之，自生湿痰；自吐乃愈者，吐其痰湿，心阳始不受困也，盖此即乌头赤石脂丸证。以肾邪之凌心也，故用乌头、附子；以其如虫注也，故用蜀椒（湿痰有虫，蜀椒有杀虫之功，而并温化湿痰），以其寒也，故用干姜；以水邪之上僭也，故用止涩之赤石脂（观桃花汤及赤石脂禹余粮汤，可见止水功用）。方中乌头炮用，附子生用，一以固表阳，一以去肾寒，其中皆有深意，独怪近日药肆，至于不备生附子，有书于方笺者，反以为怪，则庸工之教也（脉浮者能吐，故无方治，此证脉必沉紧，故别出方治如此）。

腹满寒疝宿食病脉证治第十

跌阳脉微弦，法当腹满，不满者必便难，两胠疼痛，此虚寒从下上也，当以温药服之。

跌阳脉在足背，为胃脉之根，其脉当滑大而和，今以微弦之脉见于跌阳，是谓阴加于阳，阴邪上逆，是生胀㽲，譬之瓮水坚冰，沃以沸汤，犹恐不济，稍事迟疑，则砉❶然崩裂矣。所以然者，寒之力百倍于热也，是故寒入太阴则腹满，不满亦必痰涎壅阻，浸成痼瘕，而大便不通。寒水上逆，则水道不行而两胠疼痛。两胠为下焦水道从出之路，寒水膨则腰中痛引两胠。所谓虚寒从下上者，为水邪将上干阳位也。仲师但言温药服之而未出方治，窃意当用大黄附子细辛汤。所以然者，以腹满兼有寒痰故也（门人俞哲生言腹满脉弦者无宿食，宜附子粳米汤，便难者有宿食，故宜温下，亦通）。

病者腹满，按之不痛为虚，痛者为实，可下之。舌黄未下者，下之，黄自去。

同一腹满，要有阴寒宿食之辨。宿食则按之而痛，不按亦痛；阴寒亦有时而痛，按则痛止。然证情时有变迁，不当有先入之见。予曾与丁济华治肉铺范姓一证，始病喜按，既服四逆汤而愈矣；翌日剧痛，按之益甚，济华决为大承气证，书方授之，明日问其侄，愈矣。又与陈中权、黄彝鼎诊叶姓女孩，始病腹满不

---

❶ 砉（xū）：意为"皮骨相离声"。

食，渴饮不寐，既下而愈矣；翌日，病者热甚，予乘夜往诊，脉虚弦而面戴阳，乃用附子理中汤，一剂而瘥。可见腹满一证，固有始病虚寒，得温药而转实者；亦有本为实证，下后阴寒乘虚而上僭者，倘执而不化，正恐误人不浅也。至于舌苔黄厚或焦黑，大承气一下即愈，此庸工能知，不具论。

腹满时减，复如故，此为寒，当与温药。

腹满不减，减不足言，仲师既出大承气方治矣；此却以时减时满为寒，知虚实之辨，即在减与不减矣。盖宿食有形，阴寒无形，有形者，不能减，无形者能减，此人之所易知也。尝视同乡章向青腹满证，病经半载，马泽人投以熟附子则稍减；予改用生附子三钱，佐以干姜、白术，五六剂减其太半；六月中至上海，以方示恽铁樵，以为不必再服，由恽处方服之，无效；后赴丹阳访贺医，乃用海参肠、韭菜子等味，曰及此湿令治愈，乃不复发，回江阴后，服至十余剂，病乃大愈，乃知去病方治，不可太过也。

病者痿黄，燥而不渴，胸中寒实，而利不止者，死。

病者痿黄，寒湿之象也；燥而不渴，寒湿隔于中脘，胃中无热而津不上输也；胸中寒实而利下不止，是为上下俱寒，生阳俱绝，故仲师以为必死。然用大剂术附以回阳，用去湿之赤石脂禹余粮以止涩下焦，或亦当挽救一二也。

寸口脉弦者，即胁下拘急而痛，其人啬啬恶寒也。

寸口脉弦者，即太阳病浮紧之脉。太阳之脉，出脑下项，夹脊抵腰中，太阳本寒入里，故胁下拘急而痛，啬啬恶寒，病在皮毛，此当用葛根汤，使下陷之寒邪，循经上出而外达皮毛，便当一汗而愈。盖胁下之拘急，原待于项背强也。

夫中寒家，喜欠，其人清涕出，发热，色和者善嚏。

中寒，其人下利，以里虚也。欲嚏不能，此人肚中寒。

寒有微甚不同，轻者在肺，是为表寒，重者在肚，是为里寒，不曰在胃而曰在肚者，以太阳寒水，与太阴湿土混杂，病在脾而不在胃也。胃气郁而欲伸，故喜欠；肺窍之气，经寒化水，故清涕出；善嚏者，清寒入肺窍，肺中热气与之相冲激也；体中之血，与寒相抗，故发热；寒不入营，故色和。此证俗名伤风，以荆、防、姜、苏煎熏头面而即愈者也。但失此不治，寒水陷入太阴，即病下利，寒入于里，不得外泄，故欲嚏不得，此时惟有重用五苓散，使水气从小便出，庶为近之，所谓因势利导也。

夫瘦人绕脐痛，必有风冷，谷气不行，而反下之，其气必冲，不冲者，心下则痞。

风邪挟寒，由肌腠入，则脾阳为之不运，故表受风寒者；多不欲食，此谷气所由停也，谷气停则浊不行，故绕脐痛，此寒积也。治此者即宜四逆理中，否则亦当温下，若误用寒凉，则气必上冲。所以然者，宿食去而风寒不去也。按："太阳篇"下之后气上冲者，可与桂枝汤；不上冲者，不得与之。所以然者，气上冲，则风邪不因下而陷，故仍宜桂枝汤；若不上冲而心下痞，便当斟酌虚实而用泻心汤矣。

病腹满，发热十日，脉浮而数，饮食如故，厚朴七物汤主之。

厚朴七物汤方

厚朴半斤，甘草、大黄各三两，大枣十枚，枳实五枚，桂枝二两，生姜五两。

上七味，以水一斗，煮取四升，温服八合，日三服。呕者，加半夏五合，下利，去大黄，寒多者，加生姜至半斤

解外与攻里同治，此俗医所诃，悬为厉禁者也。病见腹满发热是为表里同病，十日脉浮数，饮食如故，则里实未甚，而表邪未去，表邪为风，故用中风证之桂枝汤而去芍药，里实为大便硬，故用和燥气之小承气汤，此仲师参变方治，不从先表后里之例者也。辛未秋七月，予治虹庙弄吴姓小儿曾用此方，下后热退腹减，拟用补脾温中法，病家不信，后仍见虚肿，延至八月而死，可惜也（下后脾虚，则气易胀，虚而寒气乘之，则寒亦能胀）。

腹中寒气，雷鸣切痛，胸胁逆满，呕吐，附子粳米汤主之。

附子粳米汤方

附子一枚（炮），半夏、粳米各半升，甘草一两，大枣十枚。

上五味，以水八升，煮米熟，汤成，去滓，温服一升，日三服。

此中阳将败、水寒上逆之证也。寒乘中气之虚，故曰寒气；水走肠间，故雷鸣；寒气结于太阴部分，故切痛，切痛者，沉着而不浮也；胸胁逆满而呕吐者，阳虚于上而肾脏虚寒，乘中阳之虚而上僭也。附子粳米汤，用炮附子一枚以回肾阳，用粳米、甘草、大枣以扶中气，复加半夏以降冲逆，肾阳复则虚寒之上逆者

息矣；中气实，则雷鸣切痛止矣；冲逆降，则胸胁逆满呕吐平矣。或谓腹中雷鸣为有水，故纳生半夏以去水；寒气在腹，故切痛，故用附子以定痛，说殊有理，并存之。

痛而闭者，厚朴三物汤主之。

厚朴三物汤方

厚朴八两，大黄四两，枳实五枚。

上三味，以水一斗二升，先煮二味取五升，内大黄煮取三升，温服一升，以利为度。

病腹满发热，为表里同病，故参用桂枝汤以解外。若但见腹痛便闭而不发热，厚朴三物汤已足通大便之闭，一下而腹痛自止矣。按：此方即小承气汤，惟厚朴较重耳。

按下心下满痛者，此为实也，当下之，宜大柴胡汤。

大柴胡汤方

柴胡半斤，黄芩、芍药各三两，半夏半斤，枳实四枚，大黄二两，大枣十二枚，生姜五两。

上八味，以水一斗二升，煮取六升，去滓再煎，温服一升，日三服。

今日之世家，莫不知大柴胡汤为少阳阳明合病方治，而仲师乃以治心下满痛。心下当胃之上口，满痛为胃家实，非必尽关少阳，此大可疑也。不知小柴胡汤本属太阳标阳下陷方治，按伤寒之例，太阳病汗下、利小便，亡其津液则转属阳明；汗出不彻者，亦转属阳明。一为寒水发泄太尽，一为标热下陷，故心下支结，外证未去者，柴胡桂枝汤主之；发热汗出、心下痞硬、呕吐下利者，大柴胡汤主之。可见太阳将传阳明，其病必见于心下矣。此心下满痛，所以宜大柴胡汤，亦犹心下痞硬、呕吐下利者之宜大柴胡汤，皆为标热下陷而设，初不关于少阳也。

腹满不减，减不足言，当下之，宜大承气汤。

大承气汤方

见伤寒阳明篇，又见痉病。

说详腹满时减条，并见伤寒"阳明篇"。

心胸中大寒痛，呕不能饮食，腹中满，上冲皮起，出见有头足，上下痛而不可触近者，大建中汤主之。

大建中汤方

蜀椒二合（炒去汗），干姜四两，人参一两。

上三味，以水四升，煮取二升，去滓，内胶饴一升，微火煎取二升，分温再服，如一炊顷，可饮粥二升，后更服，当一日食糜粥，温覆之。

阳气痹于上，则阴寒乘于下。心胸本清阳之位，阳气衰而寒气从之，因而作痛；寒入于胃，则呕而不能饮食；寒入太阴，则腹中满；寒气结于少腹，一似天寒，瓶水冻而欲裂，于是上冲皮起，见有头足，上下俱痛而不可触近。此病于脾胃特重，故用大建中汤。干姜以温脾，人参以滋胃，加饴糖以缓痛，饮热粥以和中，特君蜀椒以消下寒，不待附子、乌头，便已如东风解冻矣。

胁下偏痛，发热，其脉紧弦，此寒也，以温药下之，宜大黄附子汤。

大黄附子汤方

大黄三两，附子三枚，细辛二两。

上三味，以水五升，煮取二升，分温三服。若强人煮取二升半，分温三服，服后如人行四五里，进一服。

弦为阴脉，主肾虚而寒动于中。寒水上逆，则为水气，为饮邪；阳虚于上，阴寒乘于下，则为胸痹，为腹满，寒疝。本条云胁下偏痛发热，其脉紧弦，此寒也，以温药下之，宜大黄附子汤。夫胁下偏痛，何以知为寒水凝结？发热似有表证，何以知其当下？诊病者要不可无定识也。胁下为肾，属中下二焦水道之关键（由中焦而上出胸中，上接肺阴，出皮毛为汗，肺气下行，津液还入胃中，滋溉大肠，余则由胁下肾脏走下焦，输泄膀胱为溺），水道阻于关键，故胁下痛，伤寒误下成痞，足为旁证。卧者平时偏着之处，即为痛处。所以然者，着则气凝也，阴寒内踞，则浮阳外越；阴寒不破，则孤阳无归，且其脉紧弦，发热则见数。用大黄附子汤者，后文所谓脉弦数者当下其寒也。方中附子、细辛以去寒而降逆、行水而止痛，更得大黄以利之，则寒之凝瘀者，而胁下水通道矣。《内经》云：痛则不通。讵其然乎！

寒气厥逆，赤丸主之。

赤丸方

乌头二两（炮），茯苓四两，细辛一两，半夏四两。

上四味，末之，内真朱为色，炼蜜为丸，如麻子大，先食饮，酒下三丸，日再夜一服。不知，稍增之，以知为度。

寒气厥逆，此四逆汤证也，然则仲师何以不用四逆汤而用赤丸？知此意者，方可与论赤丸功用。盖汤剂过而不留，可治新病，不可以治痼疾；且同一厥逆，四逆汤证，脉必微细，赤丸证脉必沉弦。所以然者，伤寒太阴、少阴不必有水气，而寒气厥逆，即从水气得之，肾虚于下，寒水迫于上，因病腹满；阳气不达四肢，乃一变而为厥逆。方用炮乌头二两，茯苓四两（茯苓无真者，惟浙苓为野山所产，但不出省，云南产更少），细辛一两，生半夏四两，朱砂为色，取其多，炼蜜成丸，取其不滑肠，无分量者，但取其足用也。方治重在利水降逆，便可知厥逆由于水寒，即乌头、细辛有回阳功用，实亦足以行水而下痰；朱砂含有铁质，足以补血镇心，使水气不得上僭；丸之分量不可知，如麻子大则甚小，每服三丸，日再服，夜一服者，欲其缓以留中，使得渐拔病根也，此则用丸之旨也。

腹满，脉弦而紧，弦则卫气不行，即恶寒，紧则不欲食，邪正相搏，即为寒疝。寒疝绕脐痛，若发则白津出，手足厥冷，其脉沉紧者，大乌头煎主之。

大乌头煎方

乌头大者五枚（熬去皮，不必咀）。

上以水三升，煮取一升，去滓，内蜜二升，煎令水气尽，取二升。强人服七合，弱人五合；不瘥，明日更服，不可一日更服。

今人用附子，熟者能用一钱，已为彼善于此，至于生附用至三钱，已令人咋舌，况在乌头。脱遇重证，有坐视其死耳；又其甚者，已不能用，而又禁病者之服，非惟寡识，抑又不仁。予读《金匮》，至大乌头煎及乌头桂枝汤，为之废书三叹。乌头药力大于附子，干者小于附子，一枚合今权三钱有奇，五枚当得今权一两半，以水三升煮取一升，去滓，纳蜜二升，煎令水气尽，取二升，乌头之膏液，固已尽入于蜜，强人服七合，则为三之一，弱人五合，则为四之一，不瘥者，明日更服，何尝不慎之又慎，仲师卒毅然用此者，正以危急之证，非此不能救死也。夫寒疝所由成，大率表阳不达，而阴寒内乘，阳衰于外，故恶寒而脉弦；阴乘于内，故不欲食而脉紧；表寒与里寒并居，然后绕脐急痛，发为寒疝；阴寒内迫，至于白津下泄。剥之上九几不得硕果之孤悬，设非大破阴寒，此证将成不救。此予所以苦口相生，愿天下有心人，奉仲师为瓣香者也。

寒疝，腹中痛及胁痛里急者，当归生姜羊肉汤主之。

当归生姜羊肉汤方

当归三两，生姜五两，羊肉一斤。

上三味，以水八升，煮取三升，温服七合，日三服。若寒多加生姜，成一斤；痛多而呕者，加橘皮二两，白术一两。加生姜者，亦加水五升，煮取三升二合，服之。

人体血分多则生热，水分多则生寒。腹为足太阴部分，脾为统血之脏，水胜血寒则腹痛；胁下足少阴部分，肾为寒水之脏，水气太盛，则胁痛而里急。当归生姜羊肉汤，当归、羊肉以补血，生姜以散寒，而其痛自止。虚寒甚者，可于本方加生附子一枚，不但如仲师方后所载，痛多而呕者，加橘皮，白术已也（此为妇科温经补血良剂，另详）。

寒疝，腹中痛，逆冷，手足不仁，若身疼痛，灸刺诸药不能治，抵当乌头桂枝汤主之。

抵当乌头桂枝汤方

乌头五枚

上一味，以蜜二升煎，减半去滓，以桂枝汤五合解之。令得一升后，初服五合，不知，即服三合，又不知，复加至五合，其知者，如醉状，得吐者为中病。

腹痛逆冷、手足不仁、身疼痛，视大乌头煎一证，似为稍缓。按：《伤寒论》，凡身疼痛而无里证者，用麻黄汤以解表；兼里证而欲使之外达者，则用桂枝汤以解肌。乌头桂枝汤，用乌头煎以回里阳，复加桂枝汤以救表阳，以蜜二升煎减半者，煎去蜜之半而止，复减其半，而取桂枝汤之半数相加，合得一升，而又仅服五合；不知，更服三合；又不知，更服五合，岂不慎之又慎？最后却云，其知者如醉状，得吐者为中病，此非亲验者不能言。盖乌头性同附子，麻醉甚于附子，服后遍身麻木，欲言不得，欲坐不得，欲卧不得，胸中跳荡不宁，神智沉冥，如中酒状，顷之，寒痰从口一涌而出，胸膈便舒，手足温而身痛止矣。服生附子者，往往有此见象。予与长女昭华，俱以亲试而识之，但昭华因痰饮服之，则呕痰而愈，予以寒利服之，则大泄而愈，要其为麻醉则一也。

其脉数而紧，乃弦，状如弓弦，按之不移，脉数弦者，当下其寒。脉紧大而迟者，必心下坚。脉大而紧着，阳中有阴，可下之。

脉数为阳热，为气；紧弦为阴寒，为水。惟其独阴无阳，故脉如弓弦。按之不移者，言其紧张搏指。盖虽有歧出之脉，要当以弦脉为准，此正如航海南针，随所往而不迷所向。故无论脉弦而数、脉紧大而迟、脉大而紧，皆当以温药下之，而浮阳之数与大，俱可不问矣。仲师但言当下其寒，心中坚，阳中有阴，未出方治，陈修园以为即大黄附子汤，殆不诬也。

问曰，人病有宿食，何以别之？师曰：寸口脉浮而大，按之反涩，尺中亦微而涩，故知有宿食，大承气汤主之。脉数而滑者，实也，此有宿食，下之愈，宜大承气汤。下利，不欲食者，此有宿食，当下之，宜大承气汤。

大承气汤方　见痉病。

予每见脉滑数及下利不欲食者，既莫不以大承气汤为主治之方矣，此脉证之易知也。凡人胸腹上下有凝滞之处，其脉必滑，是故湿痰多者其脉滑，妊娠者其脉滑，中有所阻，而气反有余也。下利不欲食，其人必有渴饮、阙上痛、不寐，或心痞闷及腹痛拒按诸证，惟寸口浮大，按之反涩，尺中微而涩者，最为难辨。盖浊阴不降，阳气不宣，故脉涩；寸口脉大者，肺与大肠为表里，腑气不通，肺中吸入之气格而不受，故寸口独大，此可见吸气必促；涩者，凝滞之象，按之反涩，即可见腑滞不行，合之尺中之微而涩，益可决为当下之证矣。按：《伤寒》"阳明篇"有谵语、潮热、脉滑疾服小承气汤，不转矢气，脉反微涩者为难治，彼惟不见浮大而但见微涩，故为里虚，此则寸口浮大，气不下达，故知为宿食也。

宿食在上脘，当吐之，宜瓜蒂散。

瓜蒂散方

瓜蒂一分（熬黄），赤小豆二分（煮）。

上二味，杵为散，以香豉七合煮取汁，和散一钱匕，温服之，不吐者少加之，以快吐为度而止。

宿食在上脘，其气痞闷而不通，下不入于小肠，留积中脘，梗塞而不能下，非引而越之，使之倾吐而出，则胃气不降而新谷不纳，故宜瓜蒂散以吐之。盖此证必有寒痰，故《伤寒论》谓之胸有寒，可见宿食所以留积上脘者，为湿痰所格故也。

脉紧，如转索无常者，宿食也。

脉紧，头痛风寒，腹中有宿食不化也。

宿食而见涩脉，已不易辨，至于紧脉，则尤在疑似之间。紧为表寒，惟表寒之紧，按之益紧；惟宿食之脉，则如转索无常，忽松忽紧；亦有因外感风寒而停食者，其脉亦紧，其头必痛，此头痛为矢气上冲，一经下后，当得微汗，头痛止而风寒亦散矣，此予在苏垣亲验之。

五脏风寒积聚病脉证并治第十一

肺中风者，口燥而喘，身运而重，冒而肿胀。

《内经》言肺风之状有三：一曰多汗恶风，即太阳中风证象，杂病亦有之，盖即"痉湿暍篇"所谓脉浮身重、汗出恶风之防己黄芪汤证。汗欲泄而风从毛孔相搏，故恶风；风中于毛，湿留于肌，故身重；在表故脉浮。可见《内经》言汗出恶风，即本篇身运而重之证。身运者，风动于外，头目眩转，坐立不定之象也。二曰时咳，此即"咳嗽上气篇"所谓风舍于肺，其人则咳，上气，喘而燥，欲作风水，发其汗即愈之证也。可见《内经》所谓时咳，即本篇口燥而喘之证，风搏于外故燥，湿脏于内故喘也。三曰昼瘥暮甚，此即身疼发热日晡所剧之麻黄杏仁薏苡甘草汤证也；失此不治，表阳日痹，寒水陷于皮中，乃变为一身悉肿之风水，而为越婢汤证，甚则为久咳苦冒之支饮证。可见《内经》言昼瘥暮甚，为本篇冒而肿胀之积渐。水气停蓄故肿胀，卫气上逆故冒也，合参之而其义始备也。

肺中寒，吐浊涕。

寒从皮毛入，即内应于肺，太阳寒水为之不行，气闭热郁，乃吐浊涕；表寒不散，即里热不清，发其汗即愈。若不知病源而漫为清燥，失之远矣。

肺死脉，浮之虚，按之弱如葱叶，下无根者，死（脉，旧讹脏，今订正之）。

肺脉之绝也，《内经》谓之但毛无胃，此云浮之虚，按之弱如葱叶，下无根者死。盖浮，按即轻如风絮，软若游丝，稍重似有，沉取则无之脉也。得此脉者，其气不续，故主死。按："肺死脏"之"脏"字，当为脉字之误，诸家解为真脏脉，文义不通，特更正之。

肝中风者，头目瞤，两胁痛，行常伛，两臂不举，舌本燥，善太息，令人嗜甘。

此条两臂不举三句，旧在后条，今订正之。

肝为藏血之脏，而主一身之筋节，所谓中风者，亦血虚生风之类，非比肺脏外应皮毛，真有外风袭之也。肝脏血虚，则风动于上而头目眴，此证仲师无方治，当用熟地以补血，潞参以补气，重用龙骨、牡蛎以镇之，其效至速，万不可疏风破气。眴甚者目中房舍林木旋转不已，往往途中颠仆；至于两胁痛，行常伛，则血弱气尽，邪正相搏，结于胁下之小柴胡汤证也。肝脏血足则柔，风胜则燥，燥气搏于脾脏则腹痛，食甘稍缓，故令人嗜甘。此先予小建中汤，不差者与小柴胡汤之证也。按：后节"两臂不举"三语，亦为肝中风，列于肝中寒，实为传写之误。风燥而血不养筋，故两臂不举；血虚于下，风胜于上，故舌本燥（《内经》肝中于风，咽干）；风胜而气郁，故善太息。此理甚明，特订正之。

肝中寒者，胸中痛，不得转侧，食则吐而汗出也。

肝中寒之证有三：曰胸中痛，曰不得转侧，曰食则吐而汗出。胸中痛有二证：一为水寒血腐、蛔虫滋生，固当有蛔上入膈之乌梅丸证，谓之蛔厥；亦有如后文所云胸常气痞，按之小愈之旋覆花汤证，谓之肝着。肝胆之气，主疏泄营卫二气，太阳寒水与太阴寒湿并居，则肝胆不得疏泄，故凝滞胸膈作痛。不得转侧亦有二：一为寒阻胸膈，阳气不通，水道阻于下焦，痛达胁下，不得转侧，则为胸胁苦满，往来寒热，或胁下痞硬之小柴胡汤证；亦有脾脏蕴湿，寒湿凝闭肌腠者，则为一身尽重不可转侧之柴胡加龙骨牡蛎汤证。肝胆与胃同部，胃底原不消食之胆汁，肝中寒，则胃中亦寒，故食即吐酸而汗出，此即呕而胸满之吴茱萸汤证。阳明病之不能食，为胃中虚冷，亦正以肝脏困于寒湿，消食之胆汁少也。

肝死脉，浮之弱，按之如索不来，或曲如蛇行者，死。

肝脉之绝也，《内经》但言"但弦无胃"，此云"浮之弱"，谓浮取之无力也，重按之则如绳索之弦急，忽然中止，则弦而见代脉矣。曲如蛇行，即痉证。发其汗，其脉如蛇之证，盖筋脉以燥而强急也。

肝着，其人常欲蹈其胸上，先未苦时，但欲饮热，旋覆花汤主之。

旋覆花汤方

旋覆花（即金沸草）三两，葱十四茎，新绛少许。

上三味，以水三升，煮取一升，顿服。

肝着之病，胸中气机阻塞，以手按其胸，则稍舒，此肝乘肺之证也。胸中阳气不舒，故未病时当引热以自救。旋覆花汤方，用葱十四茎以通阳而和肝，旋覆花三两以助肺，新绛以通络，而肝着愈矣。

心中风者，翕翕发热，不能起，心中饥，食即呕吐。

风邪入脏，舌即难言，口吐涎，"中风篇"既言之矣，乃又有翕翕发热、不能起、心中饥、食即呕吐之证，与前证是一是二，前人未有言及此者，此大可疑也。按：此为风邪袭肺，吸动心阳之证。心阳随卫气外泄，故翕翕发热；热伤气，故无气以动而卧不能起；心营虚，故嘈杂似饥；胃底胆汁为风阳吸而上逆，故食入即呕吐。风一日不去，则心阳一日不定，胃气一日不和，是当用黄芪、防风以泄风，甘草、大黄以降逆，不必治风而风自愈。若漫用羚羊以熄风，犀角以凉心，则失之矣。

心中寒者，其人苦病，心如啖蒜状，剧者心痛彻背，背痛彻心，譬如虫注其脉浮者，自吐乃愈。

此乌头赤石脂丸证，说详"胸痹篇"，不赘。

心伤者，其人劳倦，即头面赤而下重，心中痛而自烦，发热当脐跳，其脉弦，此为心脏伤所致也。

此营虚证也，营虚则虚阳浮于上而头面赤，浊阴滞于下，浮阳吸之，则为下重。下重者，大便欲行而气滞也。此证当便脓血，但证由劳倦而见，即属虚寒，当用桃花汤以温中去湿，或用四逆理中，而非实热之白头翁汤证。阳气浮于上，则心中热痛自烦发热，浮阳吸肾邪上僭，则当脐跳动，此与发汗后欲作奔豚同。脉弦者，阴寒上僭之脉也，此盖心阳虚而卫气上冒之证，故曰为心脏所伤，法当用桂枝以扶心阳，甘草、大枣以培中气。桂枝加桂汤，茯苓桂枝甘草大枣汤，正不妨随证酌用也。

心死脉，浮之实，如麻豆，按之益躁疾者，死。

心脉之绝，《内经》云但钩无胃，谓如带钩之坚实数急而不见柔和也。此云浮之实，如麻豆，即以坚实言之，按之益躁疾，即以数急而不见柔和言之也。

邪哭，使魂魄不安者，血气少也。血气少者属于心，心气虚者，其人则畏，合自欲眠，梦远行而精神离散，魂魄妄行。阴气衰者为颠，阳气衰者为狂。

"邪哭"，当从黄坤载作"邪入"，陈修园谓如邪所凭而哭，此望文生训之过也。表邪乘里，必从其虚，气少则卫虚，血少则营虚，营卫两虚则外邪从皮毛肌腠而入。曰使人魂魄不安者，不过言梦寐之不安，原不指肝肺二脏言之。心为主血之脏而主脉，营气之环周应之，故血气少者属于心。心气虚则中馁，故善畏、神魂不宁，故合目即梦远行而精神离散，魂魄妄行，譬之釜下薪火将灭、烟胜而熛飞，将一散而不要收也。此证正虚为重，外邪为轻，治此者，朱砂以镇之，枣仁以敛之，熟地、潞参、当归以补之，而又加远志以化痰，半夏以降逆，秫米以和胃，或者十活四五，否则积之既久，虽不即死，为癫为狂，将成痼疾矣（太阴无阳气，则脾脏聚湿成痰，痰蒙心窍是为癫；阳明无阴气，则肠胃积燥生热，热犯心包是为狂）。

脾中风，翕翕发热，形如醉人，腹中烦重，皮目瞤瞤而短气。

脾脏主湿，风中于肌肉，内应于脾，留着不去，即为风湿，原其始病，盖即伤寒"太阳篇"系在太阴之证也。翕翕发热，形如醉人，此即"太阳篇"翕翕发热、鼻鸣干呕之桂枝汤证；腹为足太阴部分，风中脾脏，里湿应之，风湿相搏，故腹中烦重；风淫于上，吸水湿上行，肺气为之阻塞，故皮目瞤瞤而短气。此证湿邪不流关节而入于里，轻则为风湿，重则为风水，风邪吸于上，则湿邪壅于腹部而不行，非去其上之所吸，则下部之壅湿不去，窃意越婢加术汤亦可用也。

脾死脉，浮之大坚，按之如覆杯洁洁，状如摇者，死。

脾脉之绝,《内经》言但代无胃,而不举其形状,此言浮之坚,按之如覆杯洁洁,即但代无胃之的解也。浮取似实,重按绝无;或如杯中酒空,覆之绝无涓滴;或忽然上出鱼际,忽然下入尺部;初如摇荡不宁,即乃卒然中绝,后人所谓雀啄脉也。

跌阳脉浮而涩,浮则胃气强,涩则小便数,浮涩相抟,大便则坚,其脾为约,麻仁丸主之。

麻仁丸方

麻仁二升,芍药半斤,大黄一斤(去皮),枳实半斤,厚朴一斤(去皮),杏仁一升(去皮尖,熬,别作脂)。

上六味,末之,炼蜜和丸,桐子大,饮服十丸,日三服,渐加,以知为度。

此条见伤寒"阳明篇",跌阳脉在足背,为胃脉之根,浮则胃气上盛,涩则阴液下消,胃热盛而小便数,乃见浮涩相抟之脉,抟之为言合也(抟,合也,义如抟沙为人之抟,言合两而为一也,今本皆误搏。搏之为言,击也,义如搏而跃之之抟。按之文义,殊不可通,今订正之)。胃液日涸,遂成脾约,此脾约麻仁丸方治,所以为阳明证也。

肾着之病,其人身体重,腰中冷,如坐水中,形如水状,反不渴,小便自利,饮食如故,病属下焦,身劳汗出,衣里冷湿,久久得之,腰以下冷痛,腹重如带五千钱,甘姜苓术汤主之

甘草干姜茯苓白术汤方(一名肾着汤)

甘草、白术各二两,干姜、茯苓各四两。

上四味,以水五升,煮取三升,分温三服,腰中即温。

由肾达膀胱，为水道所自出，古人谓之下焦，西医谓之输尿管，故有谓三焦有名无形者，不特与《内经》不符，求之仲师意旨，亦然未合，此可见汉以后医家无通才也。即以肾着一证言之，仲师言其人身体重，腰中冷，如坐水中，反不渴，小便利，饮食如故，病属下焦。身体重为水湿泛滥渗入肌肉，肌肉着湿，故体重；腰中冷，如坐水中，形如水肿，则寒湿壅阻寒水之脏也；水气阻于腰下，则津不上承而当渴；小便当不利，而反见口中不渴，小便自利，里脏无阳热，则小便色白，不言可知；曰饮食如故，病在下焦者，明其病在水道也；原其得病之始，则以身劳汗出，衣里冷湿，久久得之。盖上焦在胸中，西医谓之淋巴干，为发抒气水作汗之枢机，汗出而里衣沾渍，则毛孔闭塞，而水气内积，下注寒水之脏，则腰以下冷痛；水道虽通于下，而水之上源不能化气外出，则积日并趋于下；输尿管不能相容，水乃溢入腹部，与湿并居，故黏滞不下利，而腹重如带五千钱。师主以甘草干姜茯苓白术汤者，作用只在温脾去湿，盖以腹为足太阴部分，腹部之寒湿去，不待生附走水，而腰部当温也。

肾死脉，浮之坚，按之乱如转丸，益下入尺中者，死。

肾脉之绝，《内经》云但石无胃，此云浮之坚。坚者，实也。曰按之乱如转丸，益下入尺中，是躁疾坚硬，动至尺后，而无柔和之象也。

问曰，上焦寒，善噫，何谓也？师曰：上焦受中焦气，未和不能消谷，故能噫耳。下焦寒，即遗溺失便，其气不和，不能自禁制。不须治，久则愈。

此节发端原有"三焦竭部"四字，当是编书旧标目，传抄者误入正文耳。但"竭"字亦不可解，上焦在胸中为发抒水气之总枢，上焦竭，则淋巴干乳糜不足，胸中当热，不当云善噫；下焦水道涸，则大便当硬，不当云遗溺失便，以下节三焦热观之，"竭"字当为"寒"字之误。盖寒入胸中，胃底膵脏吸收小肠水液，为上焦寒气所压，不能发抒而留于中脘，胃寒不能消谷，故善噫。噫者，气从咽中出，哑哑有声，有时兼有食臭之谓。下焦合肾与膀胱，下焦水寒，即遗溺失便不能自禁。此证正需四逆、理中，然则仲师所谓不须治，久则愈者，亦谓不须治上下二焦，非谓不治中焦也。善读书当自悟之。

师曰：热在上焦者，因咳为肺痿；热在中焦者，则为坚；热在下焦者，则尿血，亦令淋闭不通。大肠有寒者，多鹜溏，有热者，便肠垢；小肠有寒者，其人下重便血，有热者必痔。

胸中发抒水液之枢，不能自行发热。所谓上焦热者，要为大肠燥实而移热于肺，此所以因咳为肺痿也，故治痿独取阳明。热在中焦，中焦为脾与膵吸收水液之处，水液为胃热所夺，自汗过多，则胃以燥而便艰。下焦由肾接膀胱，膀胱两旁为血海。热入胞中则尿血；热留精管，败精阻之，则淋闭不通。大肠寒则便溏，热伤血络则便脓血，然亦有水寒血败而便脓血者，桃核承气汤证正不当与桃花汤证同治也。小肠之端，为十二指肠，胆汁入焉。胆汁最燥，胆汁不足，则小肠寒而下重便血。先言下重，后言便血，此即先便后血之黄土汤证也。小肠有热，则湿热注于大肠，壅阻肛门，乃病痔疮，此证唯枯痔散最神效。方用白砒煅尽白烟，研末一钱，枯矾二钱，乌梅炭研末一钱，朱砂三分和研，手指蘸药敷痔头拈之，一日二次，五六日出臭水，水尽痔枯，重者不过半月，可以全愈。

问曰：病者积有聚，有谷气，何谓也？师曰：积者，脏病也，终不移；聚者，腑病也，发作有时，辗转痛移，为可治。谷气者，胁下痛，按之则愈；复发，为谷气。

腹中阻滞之病，大概有三：积为脏病云者，心积伏梁，肾积奔豚，肝积肥气，肺积息贲，脾积痞气是也。然师以为终不移，似不可以概奔豚。奔豚之病，有痞块从少腹上冲心下，但痛定后仍在少腹，是终不移也。然奔豚一证，得自惊恐，要为肝肾两经病，正不当以肾积名之。心下之伏梁，为予所亲见，至如中脘之痞气、左胁之肥气、右胁之息贲，皆未寓目，大抵久留不去之病，必非可以急攻者，加味平胃散至为平稳（苍术、陈皮、厚朴、甘草、萹蓄、瞿麦炒、大麦芽、川芎各五钱，沉香、木香各❶一钱，大黄二两）。每服药末三钱，姜汤送下，须于黄昏时不进晚餐服之，明早大便，必见恶物，一月可愈。一切加减法，在陈修园《时方妙用》中。聚，有血、有痰、有气、有水，一时凝闭不通，则聚而为痞，发则辗转痛移，痰则痛在心下，血则痛连少腹，随其实而泻之，则其病易愈，故曰可治。谷气为食滞，食滞当在脐下，此云胁下痛者，误也。按之则小愈，更发则仍痛，此证服饭灰即愈。陈修园不知穀为"谷"字之误，乃以为馨香之馨，亦可笑已。

---

❶ 各：原文无"各"字，根据上下文意增补。

　　诸积大法，脉来细而附骨者，乃积也。寸口，积在胸中，微出寸口，积在喉中。关上，积在脐旁；上关上，积在心下；微下关，积在少腹。尺中，积在气冲，脉出左，积在左；脉出右，积在右；脉两出，积在中央。各以其部处之。

　　积为阴寒之证，故脉细而沉，曰在寸口，积在胸中者，则寸口脉沉迟之胸痹证也。曰微出寸口积在喉中者，则妇人咽中如炙脔之半夏厚朴汤证也。曰关上积在脐旁者，则绕脐痛、脉沉紧之寒疝证也。曰上关上积在心下者，则心积伏梁之证也。曰微下关积在少腹者，自非肾积奔豚证，即瘀血在少腹不去也。曰尺中积在气冲者，则妇人经候不匀，气冲急痛之证也。曰脉出左积在左，脉出右积在右，脉两出积在中央者，谓所病部分不同，而脉之部分应之，即《内经》上附上、中附中、下附下之义也。

《金匮发微》卷之二终

《金匮发微》卷之三

汉南阳张机仲景　**撰**

江阴曹家达颖甫　**注**

痰饮咳嗽病脉证治第十二

问曰：夫饮有四，何谓也？师曰：有痰饮，有悬饮，有溢饮，有支饮。

问曰：四饮何以为异？师曰：其人素盛今瘦，水走肠间，沥沥有声，谓之痰饮，饮后水流在胁下，咳唾引痛，谓之悬饮。饮水流行，归于四肢，当汗出而不汗出，身体疼重，谓之溢饮。咳逆倚息，不得卧，其形如肿，谓之支饮。

首节先辨四饮之名，次节进求四饮之义。水与津液并居，则为痰饮；痰黏胸膈，水湿流入痰囊，倒悬肠间，则为悬饮；水溢四肢，则为溢饮；水痰为冲气上激，支撑胸膈，则为支饮。是为四饮定名。夫所谓痰饮者，太阳寒水失于开泄，外不达于皮毛，内不行于下焦，于是留积成痰；人体水分与血分平均则盛，水气

115

不达于皮毛肌腠，血肉中水分不充则瘦，故病痰饮者，往往素盛而今瘦。水痰下注大肠，则沥沥有声，此肺病延入大肠之证也。所谓悬饮者，水至中焦，阳气不足，不能直达下焦，于是结于胁下而病支满，咳则痛引胸胁，此下焦不通之证也。所谓溢饮者，表汗不泄，与太阴之湿混杂，即身体为之疼重。疼重者，脾阳不运，肌肉为水气所痹也。水流四肢，则四肢肿，谓水从中道外溢也。所谓支饮者，冲气从下上逆，支撑无已，故咳逆倚息不得卧，表里水气壅塞，故其形如肿。此则四饮之义也。

水在心，心下坚筑短气，恶水不欲饮。水在肺，吐涎沫，欲饮水。水在脾，少气身重。水在肝，胁下支满，嚏而痛。水在肾，心下悸。

心为君主之官，居清阳之位，诸脏可以有水，而心脏不当有水。所谓水在心者，直以水气凌心言之。水气不能作汗外泄，内陷中脘，则心下坚硬而短气；恶水不欲饮者，心阳被遏而中气寒也。肺主皮毛，卫气充，则太阳寒水，外泄皮毛而为汗；卫气虚，则太阳之气留于胸中为水；胸中阳气蒸化，乃一变而成似痰非痰之涎沫，吐之不已；津液日耗，乃欲饮水，水入不化，涎沫益多。脾主一身肌肉，而为湿脏，水湿混杂，伤及中气，肌肉不禀中气，故少气而身重。肝脉布胁肋，水在胁下，故曰水在肝；太阳之脉夹脊抵腰中，与三焦水道并行，中焦水道瘀积，则胁下支满；胁下为寒水之脏，水道痞结，故嚏而痛，其实病不在肝也。肾水上泛，水气凌心，故心下悸。是谓五脏饮。

夫心下有留饮，其人背寒，冷如掌大。留饮者，胁下痛引缺盆，咳嗽则辄已，胸中留饮，其人短气而渴，四肢历节痛，脉沉者有留饮。

留饮之来源不同，证情则往往相类，阳气痹于外，则水邪停于里，此其握要之区，不可不察也。大抵病之所由成，莫不起于形寒饮冷。形寒者当发汗，汗出太过，内脏躁实，是病阳明；汗出不彻，即为留饮。饮冷者中气先病，水陷于胃与大肠，转为濡泻，是病太阴。水气停蓄上膈，亦为留饮，以手入冷水浣濯，亦多病此，为其阳气痹也。以上二端，病根皆中于太阳，太阳阳气微，则汗溺俱少，始则水停心下，心下当胃之上口，久留不去，寒气遏其心阳，甚则为心痛彻背，背痛彻心之乌头赤石脂丸证，轻则背冷如掌大，而为小青龙汤证。夫饮入于胃之水液，由脾阳从小肠吸收（此脾脏，西医谓之膵，胰液所出），上输胸中，是为中焦，由胸中散布皮毛，是为上焦（二焦皆上行）；散布不尽之水液，还入内脏（伤寒所谓津液还入胃中），由肾走膀胱，是为下焦，下焦不通，则留积胁下，水停腰部，而痛引缺盆（缺盆，俗名琵琶骨，在肩内齐颈处），咳嗽则痛不可忍，故欲咳而辄已，已者，中止之谓（"辄"，原作"撤"，音近之误），此为支饮之十枣汤证。胸膈阳微，不能作汗，则水留膈上，阻塞肺脏出纳之气，因病短气；水在胸中，津液不得上承，故渴（必喜热饮）；水不循三焦，故道下行，乃流溢四肢而历节痛，此为当发汗之溢饮证，于麻黄加术为宜。水寒不得阳热之化，则其脉沉弦，故曰脉沉者有留饮，若脉不见沉而浮，则犹为风湿证耳。

膈上病痰，满、喘、咳、吐，发则寒热、背痛腰疼，目泣自出，其人振振身瞤剧，必有伏饮。

伏饮之证，以痰满喘咳为见端，一触外寒，即突然呕吐涎沫，寒热交作，背痛腰疼。呕吐剧时，目泪并出，全身瞤动。所以见寒热者，伏饮本起于太阳，加以新寒，则太阳标本同病。太阳之脉在背，夹脊抵腰，以呕吐牵动经脉，故疼痛；气并于头，故目泣自出；阳衰气弱，故全身振振瞤动。今之医家，动以瞤动为肝风，殆不然也（按：此证仲师不出方治，似宜真武汤加五味、干姜、细辛，未知然否）。

夫病人饮水多，必暴喘满，凡食少饮多，水停心下，甚者则悸，微者短气，脉变弦者，寒也，皆大下后，里虚，脉偏弦者，饮也。

此节为病痰饮者推原所从来。病者液亏精耗，势必引水以自救，但中阳本虚，饮水过多，未易消解，于是停积心下，猝然而病喘满，此不惟病人为然，凡胃气素虚者皆是。水在心下，甚则目眩而心悸，譬之履危崖而俯百尺之深渊，即凛然而怵惕，其或未甚，肺中吸入之气亦必因有所格而见促，譬之当炎暑而处无风之密室，必郁然而不怡，惟见象如此，尤当辨之于脉。脉变弦为寒，即为大下后里虚，附子理中汤证；偏弦为饮，为小青龙及苓甘五味姜辛半夏汤证。但此节特举崖略言之，尝见纳谷少而饮酒多者往往病此，盖酒标热而本寒，酒性一过，悉成寒水，故病停饮。又有身弱多眠者，亦往往病此，盖卧者阳气停，太阳之气内伏，必聚而为湿，久久成痰，亦病停饮。固知治病者当观其通，幸无泥仲师之言而不为隅反也。

肺饮不弦，但苦喘短气。支饮亦喘而不能卧，加短气，其脉平也。

肺饮、支饮，一在胸中，一在膈间。心下留饮在胸，未及中下二焦，故曰肺饮；上有湿痰之凝洹，下有太阳标热之支撑，故曰支饮。惟仲师俱谓其脉不弦，所以不弦之故，前人未有议及之者，陈修园、黄坤载并谓金能制木，此术家之言，非必为仲师意也。盖肺为水之上源，水气积而不降，但见吸入气短，寒湿犹未甚也。肾脏虚寒，寒水上逆，乃见弦脉，肺饮在上而不在下，故其脉不弦，此苓桂术甘汤及肾气丸之证，但利小便而即愈者也，而支饮胸胁支满视此矣。凡支饮弦冒之宜泽泻汤，呕吐不渴之宜小半夏汤，卒呕吐膈间有水眩悸者宜小半夏加茯苓汤，一切导水下行者视此矣。盖二证初起皆在阳位，未涉阴寒，故其脉不弦者，特为始病而言，未可据为成例。若执此而求之，则后文咳家脉弦为有水，十枣汤主之；设支饮不弦，咳烦胸中痛，不猝死之支饮，不当更云宜十枣汤矣；设谓支饮不涉阴寒，则后文之咳而胸满者与冒而呕者，不当用苓甘五味姜辛汤及苓甘五味姜辛半夏汤矣。要知凡饮皆始于肺，以失治而浸成支饮，支饮失治，由胸下胁，转为悬饮，胁下固厥阴脉络所在，而实为少阴之脏，水道出焉。水结胁下，肾脏乃寒，下焦寒甚，生附子亦当加入，然后叹仲师温药和之之训，为大有深意也。独怪今日市医，遇当用姜辛之证，不过五六分而止，曾亦念烧萧条之无以御水，而宣防之功不立乎？

病痰饮者，当以温药和之。

近日市医，动以不凉不热为温药，是不然。仲师云病痰饮者，当以温药和之，究为何等药味？此不可不辨也。据本篇云：加干姜、细辛以治咳满；又云：细辛、干姜为热药，服之当遂渴，渴反止者支饮也。可知此节所谓温药，即后文所谓热药。又按："太阳篇"真武汤后所列加减法，咳者加五味子、细辛、干姜，益可信温药之为细辛、干姜矣。

心下有痰饮，胸胁支满，目眩，苓桂术甘汤主之。

苓桂术甘汤方

茯苓、桂枝、白术各三两，甘草二两。

上四味，以水六升，煮取三升，分温三服，小便则利。

夫短气有微饮，当从小便去之，苓桂术甘汤主之；肾气丸亦主之。

苓桂术甘汤方　见上。

肾气丸方　见妇人杂病。

此二节，为支饮脉平肺饮不弦者出其方治也。夫胸胁支满，属手少阳三焦，三焦水道不通，乃病支饮。目眩者，水饮上冒而眩晕不定也；起于心下，由胸连胁，冲气上逆，喘不能卧，故曰支饮。下焦水道不通，肺脏吸入之气不能顺受而痛短气，故曰肺饮。仲师所出方治，皆用苓桂术甘汤者，则以饮邪初起，水气仅在三焦而不及内脏，故但扶脾脏以通阳气，使上焦气散，无吸水之力，而水道自通，水道通而饮邪去矣。但苦短气之肺饮，亦主以肾气丸者，或病在寒水之脏不能纳气，如"妇人杂病篇，"不得卧而反倚息之证，故同一利小便而方治固自不同也（按：此二方，但可治痰饮之初病，若饮邪既盛，往往失效）。

病者脉伏，其人欲自利，利反快，虽利，心下续坚满，此为留饮欲去故也，甘遂半夏汤主之。

甘遂半夏汤方

甘遂大者三枚，半夏十二枚（以水一升煮取半升，去滓），芍药五枚，甘草如指大一枚（炙）。

上四味，以水二升，煮取半升，去滓，以蜜半升，和药汁煎，取八合，顿服之。

卒病宿疾之不同，一辨于脉，一辨于证，如本条所云其人欲自利，利反快，此为留饮欲去，其与系在太阴之暴烦下利，日十余行，脾家实，腐秽当去者何异？然何以下利之太阴证，不治而自止，此何以虽利而心下续坚满？且太阴自利之证，其脉浮缓，此证何以脉伏？要不可不辨也。盖湿本黏滞之物，太阳寒水与太阴寒湿并居，虽为痰饮所同，而太阳伤寒内传太阴，为日未久，其病根浅，故脉见浮缓；痰饮之病，以积日而后成，其病根深，故其脉见伏，伏之言沉也。病根浅者，但见下利，水湿已并入大肠，故不治而自愈；病根深者，当下利而水湿之留于膈上者，复趋心下，故心下续见坚满，而必待甘遂半夏汤以因势而利导之。方中甘遂三枚，半夏十二枚，所以去水；芍药五枚，炙甘草一枚，所以疏通血络而起沉伏之脉。盖脉伏者，水胜而血负也，药去滓而和蜜者，欲其缓以留中，使药力无微不达，并取其润下之性，使内脏积垢易去也，此甘遂半夏汤之义也（陈修园谓甘遂与甘草相反，所以同用者，欲其交战于胃中，使病根铲除，未确）。

脉浮而细滑，伤饮，脉弦数，有寒饮，冬夏难治，脉沉而弦者，悬饮内痛，病悬饮者，十枣汤主之。

十枣汤方

芫花（熬），甘遂、大戟各等分。

上三味，捣筛，以水一升五合，先煮肥大枣十枚，取八合，去滓，纳药末，强人服一钱匕，羸人服半钱匕，平旦温服之。不下者，明日更加半钱匕，得快利后，糜粥自养。

此节发明悬饮之积渐，欲学者明辨而施治也。其始由太阳传入太阴，故脉浮而并见细滑，滑者，湿象也。太阳失表，汗液不泄，水气乃内陷胸膈，与湿并居，即为伤饮。水邪不去，由胸及胁，乃见弦脉，是为寒饮。饮邪内陷，阳气郁伏，脉转弦数，寒饮则须温药，伏热尤须凉剂，二者不可兼顾，故冬夏难治。若夫脉沉而弦，沉则为水，弦则为痛，故悬饮而内痛。悬饮者，痰囊系于内脏，水饮蓄焉，故非破囊抉水，病必不愈，此芫花、甘遂、大戟，所以为救死之方治也。

病溢饮者，当发其汗，大青龙汤主之，小青龙汤亦主之。

大青龙汤方

麻黄六两，桂枝、甘草各二两，生姜三两，杏仁四十个，大枣十二枚，石膏（如鸡子大一枚）。

上七味，以水九升，先煮麻黄减二升，去上沫，内诸药，煮取三升，去滓，温服一升，取微似汗，汗多者温粉扑之。

小青龙汤方

麻黄（去节）、芍药、干姜、甘草（炙）、细辛、桂枝各三两，五味子、半夏各半升。

上八味，以水一斗，先煮麻黄减二升，去上沫，内诸药，煮取三升，去滓，温服一升。

溢饮一证，以水气旁溢四肢而作，识其病之所从来，便可知病之所由去，所谓解铃须问系铃人也。盖肺主皮毛，肺脏呼吸，即周身毛孔为之张弛，殆有登高一呼、群山皆应之意。皮毛闭塞于外，即内脏之呼吸不灵，发为喘咳，皮毛一日不从汗解，即咳逆一日不平，水气流溢于四肢者一日不去，此病溢饮者，所以宜大、小青龙汤也。但大青龙汤方治，为表汗里热而设，即麻杏石甘汤加桂枝、姜、枣耳，溢饮发汗用此方，或用小青龙汤，其旨安在？盖脾主四肢，胃亦主四肢，中脘有热，逼内脏之水旁溢四肢者，故主以大青龙汤；水饮太甚，内脏不能相容，自行流溢四肢者，故主以小青龙汤，要其为发汗则已也。

膈间支饮，其人喘满，心下痞坚，面色黧黑，其脉沉紧；得之数十日，医吐下之不愈，木防己汤主之。虚者即愈，实者三日复发，复与不愈者，宜木防己汤去石膏加茯苓芒硝汤主之。

木防己汤方

木防己、桂枝各三两，人参四两，石膏如鸡子大二枚（一本十二枚）。

上四味，以水六升，煮取二升，分温再服。

木防己去石膏加茯苓芒硝汤方

木防己、桂枝各三两，茯苓四两，人参四两，芒硝三合。

上五味，以水六升，煮取二升，去滓，内芒硝，再微煎，分温再服，微利则愈。

饮邪留于膈间，支撑无已，肺气伤于水，太阳阳气不得外达则喘；胸中阳痹，水液内停则满；由胸及于心下，则心下痞坚；寒湿在上，阻遏三阳之络，血色不荣于面，故其色黧黑，此与湿家身色如熏黄同；水盛于上，血分热度愈低，故其脉沉紧。得之数十日，病根渐深，医以为水在上也，而用瓜蒂散以吐之；吐之不愈，又以心下痞坚，而用泻心汤以下之；若仍不愈，医者之术穷矣。不知寒湿久郁则生里热，胃热合胆火上抗，因病喘逆，饮邪留积不去，则上满而下痞坚，故宜苦寒之防己以泄下焦，甘寒体重之石膏以清胃热，又以心阳之不达也，用桂枝以通之；以津液之伤于吐下也，用人参以益之，此仲师用木防己汤意也。但此证胃中无宿垢，但有胃热上冲，阻水饮下行之路而喘满痞坚者为虚，故但于方剂中用石膏以清胃热，中脘已无阻碍，盖即阳明虚热用白虎汤之义也。若胃中有宿垢，虽经石膏清热，上冲之气稍平，但一经复发，此方即无效力，故必去清虚热之石膏，加茯苓以利水道，芒硝以通腑滞，膈间支饮，乃得由胃中下走小肠、大肠而一泄无余，盖即阳明实热用大承气汤之义也，此虚实之辨也。

心上有支饮，其人苦冒眩，泽泻汤主之。

泽泻汤方

泽泻五两，白术二两。

上二味，以水二升，煮取一升，分温再服。

支饮，胸满者，厚朴大黄汤主之。

厚朴大黄汤方

厚朴一只，大黄六两，枳实四枚。

上三味，以水五升，煮取二升，分温再服。

此承上加茯苓、芒硝而别出其方治也。水在心下，静则为心悸，动则为冒眩，欲遏水邪之上泛，为木防己汤加茯苓所不能治，仲师因别出泽泻汤，所以抉泛滥之水而厚其堤防也。胃中燥热，逼水上逆，则病胸满，木防己汤加芒硝所不能治，仲师因别出厚朴大黄汤方，所以破中脘之阻隔、开水饮下行之路也。

支饮，不得息，葶苈大枣泻肺汤主之。

葶苈大枣泻肺汤方 见肺痈。

肺为主气之脏，为全身呼吸出入之门户，凡肺脏有所壅阻，而全体能张而不能弛也，是故风热伤其血络，则肺脏壅塞而气闭；湿痰阻其空窍，则肺脏亦壅塞而气闭，是非立破其壅塞则呼吸不调。盖无论肺痈之喘不得卧，及本条支饮不得息，莫不以葶苈大枣泻肺汤主之，要其作用，只在抉去所壅，令肺气能张能弛，初无分于血分水分也。

呕家本渴，渴者为欲解，今反不渴，心下有支饮故也，小半夏汤主之。

小半夏汤方

半夏（一升，一本五钱），生姜（半斤，一本四钱）。

上二味，以水七升，煮取一升半，分温再服。

本书之例，呕而不吐者为干呕，凡言呕，皆兼吐言之，故吐水及痰涎皆谓之呕；胃底胆汁不能容水，胆汁苦燥，与膈上水气相拒，则为呕吐，少阳所以善呕也。但既呕之后，胃中转燥，因而病渴，渴则水邪已去，故为欲解。今反不渴，则以心下支饮方盛，胃底胆火不炀，故以生半夏以去水，生姜以散寒，而心下之支饮当去。此证水停心下，阻其胃之上口，势必不能纳谷，"呕吐哕下利篇"云：诸呕吐，谷不得下者，小半夏汤主之，即此证也。

腹满，口舌干燥，此肠间有水气，己椒苈黄丸主之。

己椒苈黄丸方

防己、椒目、葶苈、大黄各一两。

上四味，末之，蜜丸，如梧子大，先食饮服一丸，日三服，稍增，口中有津液，渴者加芒硝半两。

腹满一证，以时减为太阴虚寒，不减为阳明实热；虚寒当温，实热当泻，此其易知者也。若绕脐剧痛之寒疝，当用大乌头煎者，已易与大实满之大承气证混淆；若夫水在肠间之腹满，抑又难为辨别。师但言腹满、口舌干燥，又不言脉之何似，几令人疑为阳明燥实。要知太阳水气，不能由肺外出皮毛，留于膈间心下，久乃与太阴之湿混杂。湿本黏腻，与水相杂，遂变水痰。肺与大肠为表里，由表入里，水痰并走肠间，因病腹满，且腹未满之时，肠中先漉漉有声，权其巅末，即可知口舌干燥，为里寒不能化气与液，其脉必见沉弦。仲师以己椒苈黄丸者，防己、椒目以行水，葶苈、大黄，兼泄肺与大肠也；所以先食饮而服者，则以水邪在下部故也。

卒呕吐，心下痞，膈间有水，眩悸者，小半夏加茯苓汤主之。

小半夏加茯苓汤方

半夏一升，生姜半升，茯苓四两。

上三味，以水七升，煮取一升五合，分温再服。

假令瘦人脐下有悸，吐涎沫而颠眩，此水也，五苓散主之。

五苓散方

泽泻一两六铢，猪苓、茯苓、白术各十八铢，桂枝半两。

上五味，为末，白饮服方寸匕，日三服，多服浆水，汗出愈。

痰饮之未成者，始于水，水因寒而停则为饮，水与膏液混杂，则为痰，水盛则痰浮而上阻胸膈，胆胃被郁，与水冲激则卒然呕吐。痰在膈间，则心下痞痛；水气冲脑则眩，水气凌心则悸。生半夏能去至高之水，生姜能散膈上之寒，加茯苓能决排水道，此可知仲师出小半夏加茯苓方治，正所以抑在上之水以逆而折之也（茯苓和面伪造，云产固不易得，浙产亦不出省，似不如改用猪苓）。语云：肥人多痰，瘦人似不当有痰，为其肌肉皮毛中所含水分少也。水分多者，心下有水，则心下悸；水分少者，水在脐下，则脐下亦悸。水气微薄，虽不至卒然呕吐，然引动上焦亦必吐涎沫而头目眩晕，此可见仲师出五苓散方治，正所以泄在下之水以顺而导之也，此上下之辨也（同一心下悸，而发汗后之欲得按者，但用桂枝甘草汤，而不更用去水之生半夏。同一脐下悸，而发汗后之欲作奔豚，惟桂枝茯苓同五苓散，而重用大枣、甘草以实脾，皆为正虚邪轻而设，故病同而方异也）。

咳家，其脉弦，为有水，十枣汤主之。

十枣汤方 见上。

水力至强，体柔而性刚，滴石则石穿，冲堤则堤坏，故病水者，其脉多弦。弦者，沉紧而搏指也。水胜则血负，血分热度日减，则蒸化力弱而冲阳虚微，故仲师以弦为减，谓阳气减也。但水势下趋，似不应上逆为咳，不知痰湿黏滞，下游水道不通，则高原泛滥日甚，是非破东南之壅塞，则西北之泽洞无归，此十枣汤一方，所以尽抉排疏沦之能也。予每见病痰饮者，大小便往往不通，此即下游壅塞之明证。所以用十枣汤者，一因药力猛峻，恐伤脾胃；一因痰涎未易瀚濯，用甘味之十枣以缓芫花、大戟、甘遂之力，使如碱皂之去油垢，在渐积不在冲激也。

夫有支饮家，咳烦，胸中痛者，不卒死，至一百日，或一岁，宜以十枣汤。

水气支撑胸膈，故名支饮。此证大便不通，上湿下燥，肠胃之热上攻，则咳而心烦；痰积胸中，故胸中痛；不卒死者，谓不猝然而死也，然死机已伏，故有百日而死者，有经一载而死者。尝见大小便不通，气喘不得卧，卧即咳逆不得息，叠被而倚之，此一月十五日而死者也；亦有大小便时通，发时则三五日不通，咳则目睛突出，气出不续，过即如故，但膈间留饮，愈积愈厚，愈发愈勒，此一岁而死者也。知死之所由去，即知生之所从来，盖非猛峻之十枣汤驱水入大肠，以抉荡肠中燥气，病不必治。予先慈邢太安人病支饮有年矣，丙寅春，忽然昏迷若癫状，延医诊治，皆曰危在旦夕，予不得已，制十枣汤进之，夜半而利，下痰无算，明旦清醒如平人矣。后至上海恽禹九家，禹九之孙祥官，张尔常门人也，本无病，尔常以其累逃塾，使予诊之。予诊其脉，左脉弦，问所苦，则曰胸中痛。予曰：此真病也。以十枣汤方付之，明旦，大下痰涎，冷甚，以为愈矣。翌日来诊，脉弦如故，仍令服前方，下痰更多；续以姜辛五味而愈，不更病矣。丙辰冬，无锡强鸿培病（此人开饭作），人皆目为肺痨，咳而上气，胸中满痛，无大小便，叠被而倚息，喘声达户外。予诊其脉，沉伏而弦急，因令服十枣汤，每服六分，日一服，每进一服，其痛渐移而下，服至四剂始下，冲气乃平。又能治不儿痰饮，俗称马脾风，七日见血即死。予尝治其寿侄，时方三岁；又治潘姓小儿名阿熙者，皆以泻痰得愈。沈石顽自治痰饮，每服药末一钱半，两服而瘥，可见猛峻之药，益人甚参、苓也。

久咳数岁，其脉弱者可治，实大数者死，其虚者，必苦冒，其人本有支饮在胸中故也，治属饮家。

痰饮为病，有咳烦胸中痛，或百日或一岁而死者，此期日之至促者也。至于久咳数岁，庶几恒不死之贞疾矣。然水性至刚，病之进退，皆当决之于脉，脉弱不弦，则内脏水气未甚，故其病可治；实大而数，则水邪充于内脏，故其病当死。至如脉由弱而虚，则水气当微，然久咳不已，引动冲气，必苦郁冒。所以然者，则以病人久咳，胸中原有支饮也。按：此证脉虚不弦，既非十枣汤证；脉不沉紧，又非木防己汤证，方治之中，惟泽泻汤为近之，盖泽泻蠲饮而白术补虚也。

咳逆倚息，不得卧，小青龙汤主之。

小青龙汤　见上。

咳逆则气出不续，倚息不得卧，则终夜叠被而倚之，不得平卧也。寒气郁于表，饮邪被遏，则激而上冲，固应解表温里，俾外寒与里水双解，此小青龙汤方治，所以为蠲饮之主方也。

青龙汤下已，多唾口燥，寸脉沉，尺脉微，手足厥逆，气从小腹上冲胸咽，手足痹，其面翕热如醉状，因复下流阴股，小便难，时复冒者，与茯苓桂枝五味甘草汤，治其气冲。

桂苓五味甘草汤方

桂枝、茯苓各四两，五味半升，甘草三两（炙）。

上四味，以水八升，煮取三升，去滓，分温三服。

阳气张于上，则冲气动于下，小青龙汤发其阳气太甚，则口多浊唾而燥；寸脉沉为有水，尺脉微为阴虚；手足厥逆者，中阳痹也；气从小腹上冲胸咽者，以麻黄、细辛之开泄太甚，少阴水气被吸而上僭也；中阳既痹，故手足不仁；虚阳上浮，故其面翕热如醉状；且浮阳之上冒者，复下流阴股而吸其水道，致小水不利；阳不归根，故时上冒颠顶。方用桂苓五味甘草汤，与伤寒"太阳篇"发汗后欲作奔豚之苓桂大枣甘草汤略同，但彼为脾阳因汗后而虚，不能厚中道之堤防，故用大枣；此为肾气被热药牵引，不能摄下焦之浮阳，故用五味，要其为降冲逆则一也。

冲气即低，而反更咳、胸满者，用桂苓五味甘草汤去桂加干姜、细辛，以治其咳满。

苓甘五味姜辛汤方

茯苓四两，甘草、干姜三两，细辛三两，五味子半升。

上五味，以水八升，煮取三升，去滓，温服半升，日三服。

降冲气而冲气低，则上冒之浮阳当息，而咳逆可止矣，而反更咳、胸满，似前方失之太轻。是不然，盖前用小青龙汤麻黄开泄太甚，迫其汗液，而阳气暴张，小腹之客气因而上逆；中阳既痹，始则手足厥逆，继而手足痹，甚至上下颠倒，浮阳窜乱，一似电光石火，闪烁无定，此时若以温药化饮，不免助浮阳外抗，于是不得已用苓桂五味甘草汤，以收散亡之阳。盖必冲气渐低，然后可进温药，师于是有苓甘五味姜辛汤方法，以发抒胸中阳气而除其咳满，此先标后本之治也。

咳满即止，而冲气复发者，以细辛、干姜为热药也，服之当遂渴，而渴反止者，为支饮也。支饮者，法当冒，冒者必呕，呕者复内半夏以去其水。

苓甘五味姜辛半夏汤方

茯苓四两，甘草二两，细辛二两，干姜二两，半夏半升，五味半升。

上六味，以水八升，煮取二升，去滓，温服半升，日三服。

此节"更复渴"三字为衍文，以细辛、干姜为热药句，为假设之词，当属下读，非承上"冲气复发"言之，若承上言，似但指冲气一层。"服之当遂渴"句，转类节外生枝，若原有"更复渴"三字，则下文当遂渴反不渴，俱不可通矣。此节大旨谓咳满止后，上膈气机已疏，当不复病，然亦有咳满方止冲气复发者，倘因干姜、细辛为热药而发其冲气，服后当立见燥渴，乃本病燥渴，服干姜、细辛而渴反止，则前此之渴，实为支饮隔塞在胸，津液不得上承喉舌，而初非真燥。此证予寓小北门时治宋姓妇人亲见之，病者平时常患口燥，所服方剂，大率不外生地，石斛、麦冬、玉竹、知母、花粉、西洋参之类。予见其咳吐涎沫，脉弦而体肥，决为痰饮，授以此方，服后，终日不曾饮水，略无所苦，乃知仲师渴反止为支饮之说，信而有征也（此证后以咳逆不得卧，乳中胀痛，用十枣汤加王不留行，大下水痰而愈）。但支饮在胸膈间，中脘阳气被遏，必见郁冒。冒者，胃底胆汁不能容水，冲激而上逆也。故仲师言冒家必呕，盖中阳与支饮相拒，轻则虚阳上浮，甚则卒然呕吐清水痰涎，可知热药实为对病，故治法特于前方中加生半夏以去水，不更忌细辛、干姜也。

水去呕止，其人形肿者，加杏仁主之，其证应内麻黄，以其人遂痹，故不内之，若逆而内之者，必厥，所以然者，以其人血虚，麻黄发其阳故也。

苓甘五味加姜辛半夏杏仁汤方

茯苓四两，甘草、干姜、细辛各三两，五味、半夏、杏仁各半升。

上七味，以水一斗，煮取二升，去滓，温服半升，日三服。

前方内半夏以去水，则心下之水气当去；水邪去，则胆胃之火不复上冲，而呕亦当止，但水方停贮中脘，气不外散，一旦决而去之，未尽之水气不能从表汗外泄，或转留皮毛之里，变为形肿。按：水气病一身面目黄肿者，则越婢加术汤主之，一身悉肿，则越婢汤主之，此外水气甚而形肿，药剂中应纳麻黄之证也。但此证业经半夏去水，水气不甚，则形肿当属虚胀，水气篇又云：虚胀者为气水，发其汗即已，脉沉者宜麻黄附子甘草汤，此又水气不甚而形肿，药剂中应纳麻黄之证也。故仲师既于前方中加杏仁，以利肺气而泄皮毛，复申之曰，其证应内麻黄，以其人遂痹，故不内之，若逆而内之，必厥。所以然者，以其人血虚，麻黄发其阳故也，夫此证之应内麻黄，仲师既言之矣，但何以见此证血虚？何以见形肿之为痹？何以见麻黄发汗之必厥？历来注释家固未有能言其意者。盖水盛则血寒，血中热度既低，则吸收力薄，精液不能贯输脉道，而络脉益虚，水病所以血虚也；痹之言闭血分，热度不足，则水气之在表者，不能蒸化成汗，故毛孔闭塞而形肿，若用麻黄强责其汗，太阳阳气一时张发于外，则里气益寒而手足见厥，此即衄家不可发汗、疮家不可发汗、失精家不可发汗之例也。

若面热如醉，此为胃热上冲熏其面，加大黄以利之。

苓甘五味加姜辛夏杏大黄汤方

茯苓四两，甘草二两，干姜、细辛各三两，五味、半夏、杏仁各半升，大黄三两。

上八味，以水一斗，煮取三升，去滓，温服一升，日三服。

水去呕止，有未尽之水气，因水方外散，痹于表分而形肿者；亦有水分已尽，胃中燥热上冒头面者，于是有面热如醉之形态。盖累进温中泄水之剂，证情决非戴阳，故于前方加杏仁外，更加大黄以利之。所以然者，则以水邪去路不出于肺、必出大肠也。

先渴后呕为水停心下，此属饮家，小半夏加茯苓汤主之。

小半夏加茯苓汤方（见上）

心下有水，脾精不得挟胃中谷气上溉肺脏而润喉舌，因而渴饮，但胃底含有苦燥之胆汁，胃中热如炽炭，不能容水，水在胃之上口，胃热出而相抗，乃病呕吐，此其所以先渴后呕也。按：此节合上"呕家本渴"节，并见下"呕吐哕下利篇"，以其治属饮家，故本条独出方治也。

消渴小便不利淋病脉证治第十三

厥阴之为病，消渴、气上冲心，心中疼热，饮而不欲食，食则吐，下之不肯止。

此与伤寒"厥阴篇"同，予向以为非一时并见之证，此特为厥阴本病言之耳，至于消渴，是殊不然。消渴所以起于厥阴者，始于肝脏血虚，血虚则内风生；胆寄肝叶之内，赖肝液为滋养，肝燥而胆不濡，则浮火易动；风与火相搏，于是肺液耗损，引水自救，水能胜有形之火不能胜无形之风燥，于是饮者自饮，渴者自渴，此消渴所以起于厥阴也。风阳上搏，故气上撞心；热郁心房，故心中疼热；风阳上逆，故饥不欲食；风阳吸于上，胃气逆行，故食即吐。若疑为宿食而误下之，风性疏泄，脾湿随之下陷，乃至一下而不肯止。气上冲则肺燥，屡吐则胃燥，下之不止，则肠亦燥，此为消渴所由成。推本穷原，则但清肝热，滋营血，而阳自息。此证似宜黄连阿胶汤合百合地黄汤，陈修园谓当于乌梅丸，诸方按证求之，未的。

寸口脉浮而迟，浮即为虚，迟即为劳；虚则卫气不足，劳则营气竭。趺阳脉浮而数，浮即为气，数即消谷而大坚；气盛则溲数，溲数则坚，坚数相搏，即为消渴。

男子消渴，小便反多，以饮一斗，小便亦一斗，肾气丸主之。

肾气丸（见妇人杂病）

今之议病者，皆以寸口脉数浮为上消，趺阳脉浮为中消，男子消渴即为下消，此不知本之言也。惟黄坤载以阳明篇为消渴之原，最得主要。《素问·别论》云：二阳结谓之消。黄氏引而申之曰：二阳者，阳明也。手阳明主燥化，燥在大肠，则消水而便坚；足阳明亦从燥化，燥在胃则消谷而溲数。太阴行气于三阴，脉候于寸口；阳明行气于三阳，脉候于趺阳。太阴主升，阴中之阳升于脉络，则经气盛；阳明主降，阳中之阴降于肠胃则腑气和。太阴虚而经气衰，故寸口浮而迟；阳明盛而腑气旺，故趺阳浮而数；虚劳伤其营卫，为发热作渴之原；燥热耗其精液，为消谷引饮之渐；胃热渗于大肠，故大便坚；水饮并入三焦，故小便多；经气虚而腑气实，所谓壮火食气也。此黄坤载本《内经》以释仲师之旨，精义不可磨灭者也。北齐《道与造象记》，附方有顿服乌麻油一升，神验，当即此证。予按黄氏此说言阳明之燥，关于上渴下消则甚当矣，特以上节厥阴为病核之，上下几成两橛，爰本黄说合上节而申言之，盖胃与肝同隶中部，肝居胃右而斜覆其半体；胆寄肝叶，资血液而后充；脾脏之胰液，合胆汁渗入胃中，为消谷之助。肝脏血液不足，胃底独存苦燥之胆汁，而消食之力更猛，故营卫以虚劳而损，胃中之燥热益增，胆管之下注十二指肠者亦愈热，因是上下俱燥，大便坚而小便更数，少阴病自利清血色纯青之大承气证，亦即胆胃同病，此上渴下消之由，虽在胃与大肠之燥，实出肝阴虚而胆汁生燥也。然则首条言饥不欲食，食即吐，此云消谷，又将何说以处之？不知首节以病之发端言之，营卫虚于上，是病风燥；胆胃上逆，是病呕吐，仲师虽未明言，而其味必苦；肝阴愈亏，胃底胆火愈炽，乃一发而为消渴；肠胃既燥，大便益坚，水气乃独行于肾膀，而饮一溲一之证具矣。按：此证仲师方治主以肾气丸，在"妇人杂病篇"为利小便之药，此证小溲甚数，更服利水之药，小溲毋乃太多？曰：否。此方原为调摄肾气而设，肾为水道关键，肾寒水不化气，则水势下趋而小溲数，肾阳不运则气闭，气闭则小溲不通，故病以相反而同治。盖消渴一证，原为肝脾阴虚而胆胃生燥，因致消谷便坚，不比阳明燥实，故用干地黄、山药、山茱萸，以滋养肝脾；而胆胃燥气自平，又惧其助湿也，故用泽泻、丹皮、茯苓以泄之；方中惟桂枝、附子二味最为主要，桂枝以通脾阳，胸中淋巴干受之，所以疏上焦之水气，附子以通肾阳，输尿管受之，所以温下焦之水，使得化气而润燥。所以然者，则以小溲之多，实由水寒无气故也。

脉浮，小便不利，微热，消渴，宜利小便，发汗，五苓散主之。

五苓散方　见《伤寒论》太阳篇，又见痰饮。

此条见"太阳篇"发汗后条下,盖因大汗之后,浮阳在表,吸下焦水气不得输泄于膀胱,但用五苓散发汗利小便,俾水道下通,津液上承,而消渴自止。此与真消渴不同,因其相似而类及之(欲发汗,服散后多饮暖水,见《伤寒论》)。

渴欲饮水,水入则吐者,名曰水逆,五苓散主之。

此条见"太阳篇"中风发热条下。夫渴欲饮水,固有阳明实热,少少与之而愈者,乃入口而即吐,则是水停心下,津液不生,而渴饮初非燥热,故名水逆,为下流之壅塞,此与宿食未消不能纳谷者同,故必浚其下流,津液乃得上承于喉舌,要非人参白虎、竹叶石膏诸方治所当混投也。

渴欲饮水不止者,文蛤散主之。

文蛤散方

文蛤五两。

上一味,杵为散,以沸汤五合,和服方寸匕。

此条见"太阳篇"病在阳节下,而微有不同,彼以太阳标热及水气为冷水所遏,太阳寒水与标热停顿心下,意欲饮水而反不渴者出其方治,特用咸寒之文蛤标本同治,使热随水泄而渴当止,此为渴欲饮水、水入渴不止者言之。盖以水能去阳明实热,不能去太阳标热,加以屡渴屡饮,其水必停,标热熏灼,蕴成湿痰,水更黏滞。文蛤散用蛤壳杵细,开水和服,若今日砂漏然,隔其渣滓使水清,易利又不独咸寒,清热已也。

淋之为病,小便如粟状,小腹弦急,痛引脐中。

仲师于淋证未出方治,但以病情而论,则此证实为虚寒,发端便曰"小便如粟状",如粟状者,阳气不达于宗筋而精道塞也。肝肾因虚生寒,则少腹为之弦急,肾虚而寒气上乘,故痛引脐中,虽以外证验之,未尝非湿热之交阻,然有服龙胆草而加剧者,亦有服木通累斤而痿顿不起者,则以里阳不达,湿热无自而化也。吾谓治淋之法,病之初起,以疏达瘀滞为急,是犹湿热下利中有宿食而宜大承气者也。病之既久,宜温中通阳,佐以泄水,是犹下利虚寒而宜四逆、理中者也,独怪近世庸工一遇淋证,务清肝热而败脾阳,吾见其冥路之日近矣。

跌阳脉数,胃中有热,即消谷引饮,大便必坚,小便则数。

淋之为病,或小溲肿痛,或败精瘀塞,变为癃闭,病此者多懊忱欲死,坐立不安,要未见消谷引饮、大便坚而小便数者。仲师于此节,既不言淋证,而其义则与跌阳脉浮而数大致略同,故予决其为衍文。若夫大肠燥、小溲赤痛、迫精外泄者,阳明证间亦有之非淋病也。

淋家不可发汗,发汗则便血。

此条见太阳篇,与衄家不可发汗同。血与汗为同体,衄家发其汗,则阳气张于上而目直视;淋家发其汗,则阴液损于下而便血,其不从小溲出者,以津道本塞,欲出不得故也。

小便不利者,有水气,其人若渴,瓜蒌瞿麦丸主之。

瓜蒌瞿麦丸方

薯蓣三两,茯苓三两,瓜蒌根二两,附子一枚(炮),瞿麦一两。

上五味,末之,炼蜜丸如梧子大,饮服二丸,日三服。不知,增至七八丸,以小便利腹中温为知。

天时阳热则生湿，土膏发于地，云气上于天，然后雷雨作而沟渠通；阴寒则生燥，风霜日紧，潦水不降，于是蒸气消而溪涧塞。人但知苦热易于生燥，而不知苦寒之尤易生燥也。知此意者，然后可与论瓜蒌瞿麦丸方治，证曰小便不利，有水气而渴，此水胜血负，水寒不能化气之证也。三焦水道，以肾为关键，肾寒则水停蓄于下而阳气不升，阳气不升则肺阴亏于上，而津液不降。方用瓜蒌根以润肺而止渴，瞿麦以导膀胱而利小便，薯蓣、茯苓以扶脾阳而抑心下水气，要惟以炮附子一枚为方中主要，观小便利腹中温为知八字，其义自见，盖未服药时，腹中必然冷痛也。

小便不利，蒲灰散主之，滑石白鱼散、茯苓戎盐汤并主之。

蒲灰散方

蒲灰半分，滑石三分。

上二味，杵为散，饮服方寸匕，日三服。

滑石白鱼散方

滑石、乱发（烧）、白鱼各二分。

上三味，杵为散，饮服方寸匕，日三服。

茯苓戎盐汤方

茯苓半斤，白术三两，戎盐一枚（弹丸）。

上三味，先将茯苓、白术煎成，入戎盐再煎，分温三服。

小便不利，证情不同，治法亦异。所谓蒲灰散主之者，湿胜热郁之证也。肾脏当寒水下行之冲，水胜则肾阳被遏，由输尿管下结膀胱而小便不利，用咸寒泄水之蒲灰，合淡渗清热之滑石，则水去而热亦除矣。所谓滑石白鱼散、茯苓戎盐汤并主之者，滑石白鱼散，为水与血并结膀胱之方治也，水以寒而易泄，故称太阳寒水，水蓄于下，与胞中血海混杂，乃生里热，热郁则水道不通，故渗之以滑石，佐以善导血淋之发灰，白鱼俗名蠹鱼，喜蚀书籍，窜伏破书中，不见阳光，虽性味不可知，大约与土鳖子、鼠妇相等，善于攻瘀而行血者，盖瘀与热俱去，而小便自通矣；茯苓戎盐汤，为膏淋、血淋阻塞水道通治之方也，茯苓、白术以补中而抑水，戎盐以平血热、泄瘀浊，而小便乃无所窒碍矣，此又小便不利兼有淋证之治也。

渴欲饮水、口干燥者，白虎加人参汤主之。

白虎加人参汤 方见《伤寒论》阳明篇，又见暍病。

脉浮，发热、渴欲饮水、小便不利者，猪苓汤主之。

猪苓汤方

猪苓（去皮）、茯苓、阿胶、滑石、泽泻各一两。

上五味，以水四升，先煮四味，取二升，去滓，内胶烊消，温服七合，日三服。

此二条，并见伤寒"阳明篇"，为汗下温针救逆之方治。阳不外越，津液内伤，因病口干舌燥；浮热在表，水湿内蕴，因病渴欲饮水。小便不利，津液伤，则以清热生津主治，方治宜白虎加人参者，为其热伤气血也；里水郁，故以导水邪清血热主治，方治宜猪苓汤，用阿胶者，为其湿伤血分也，此卫与营之辨也。

水气病脉证并治第十四

师曰：病有风水，有皮水，有正水，有石水，有黄汗。

风水，其脉自浮，外证骨节疼痛、恶风。皮水，其脉亦浮，外证跗肿，按之没指，不恶风，其腹如鼓，不渴，当发其汗。正水，其脉沉迟，外证自喘。石水，其脉自沉，外证腹满不喘。黄汗，其脉沉迟，身发热，胸满，四肢头面肿，久不愈，必致痈脓。

水与气相为消长，水温则气生，水寒则气夺，气夺则卫阳痹于外，营阴痹于里，水即顿滞而不行。其病凡四：有风水、皮水、正水、石水之别，黄汗则似水非水。风水之病，起于中风，中风不愈，汗液凝于肌理，乃病风湿；风湿不愈，水气因寒凝聚，乃病风水；故脉浮恶风与中风同，外证骨节疼痛与风湿同；盖湿不甚者为湿，湿胜者即为水，表阳一日不达，即里气一日不和，此水气之病，由于脾阳顿滞者也。皮水之病，或起于中暍，"痉湿暍篇"所谓身热疼重，夏月伤冷水，水行皮中所致者是也；或起于伤寒，"痉湿暍篇"所谓伤寒八九日，风湿相搏，身体疼烦，不能自转侧，大便坚，小便自利者，服桂枝附子汤去桂加术，尽三服，如冒状，术、附并走皮中，逐水气未得除者是也。盖人身生气一日不绝，外来之水断不能渍入毛孔，惟水饮入胃，挟胸中阳气外泄之汗液，外着冷水及寒气，乃留滞于皮中。病起于太阳，故脉浮；太阳之腑为膀胱，部位最下，膀胱不行，水从旁溢，故其病为跗肿；皮毛外闭，故不恶风；水湿在皮里而不入大肠，故其腹如鼓，而无洞泄下利之变；水不在中脘，不能隔绝上承之液，故不渴；病在表分，故当开皮毛而发汗，此水气之病由于卫阳被遏而肺阴不达者也。正水之病，起于寒水之腑脏，其证为下焦虚寒，寒水停蓄，水气胜而血热微也。水气胜，故脉沉；血热微，故脉迟；肾寒不能纳气，故喘，此水气之病关于本脏，而绝无外因者也。石水之病，亦出于肾寒，其脉沉绝。石谓如石之沉于水底，非如他物之足以上泛，似石水之名，特以阴寒凝固不可动摇之（又按：淋浊一证，有砂淋、石淋，谓水与膏液凝结，坚硬而不可攻也）。不知石水一证，亦当有膏液凝结如石在回肠之外，无碍于呼吸，故腹满不喘，此水气之病异于正水。而攻之不动、温之不化者也，陈修园乃以后文属少阴者当之，岂正水不属少阴乎（近人有治石淋方，用咸寒软坚之银硝，合利水之滑石调服，似可借用）？黄汗之病，郁于营分，久而后发，此与水气之郁在卫分者不同，沉迟似正水脉，则其病不在皮毛。盖邪在卫，主皮毛而恶寒；邪在营即主肌肉而发热，水寒而血热也。胸为阳位，四肢为诸阳本，三阳之络皆上头面，胸满而四肢头面肿，则湿胜而阳痹。所以久不愈必致痈脓者，营郁而生热也，此水气黄汗之别也。

脉浮而洪，浮则为风，洪则为气，风气相搏，风强则为瘾疹，身体为痒，痒者为泄。风久为痂癫，气强则为水，难以俯仰，风气相系，身体洪肿，汗出乃愈，恶风则虚，此为风水；不恶风者，小便通利，上焦有寒，其口多涎，此为黄汗。

　　水气一证，惟风水为轻，大要为外风束缚而汗出不彻，轻则为风湿，重即为风水，覆杯水于坳堂，但觉其沾渍耳，累进而增益之，则泛而溢矣。病属太阳之表，故脉浮，骨节酸痛，恶风，与风湿略相似，此积湿成水之明证。盖气与水相为变化，汗与湿相为虚实，水液由脾阳运输，为胸中阳热蒸化，当由皮毛外泄成汗，故水之未成者为气，一受外邪，毛孔闭塞，其气即停阻不行，故气之渐寒者为水。但此证初起，水气未甚，风搏于外，气抗于里，脉乃浮洪；风淫于外，毛孔之汗不泄，则结于皮外而成瘾疹，于是遍体痒不能忍，则搔以泄之；久而不愈，遂成痂癞，与疥相类，此风甚湿轻之证，亦卫气微弱，不能作水之证也。夫卫气微弱，中含水分不足，遇风气夺则为湿，卫气强盛，中含水分过多，遇风气夺则为水，湿则仅留表分，为疹为痒，水则流注皮中，内及胸腹，肿胀喘满，难以俯仰；风邪一日不解，则水气一日不去，故曰汗出乃愈。但仲师所言汗出乃愈者，合前证言之，非专指已成水病者言之也。虽然风水之体肿，实与黄汗相似。风水属卫，宜解表，固当用麻黄以发汗；黄汗属营，宜解肌，即不当用麻黄。辨此者，要以恶风、不恶风为标准。风水起于外感，病原与中风同，故恶风；黄汗不由外感，病原与中风异，故不恶风。加以小便通利，上焦有寒，其口多涎，所以小便利者，外无风邪以吸之，内无黏滞之湿以阻之也。所以上焦有寒，其口多涎者，黄汗始病，营热为寒水所郁，胸膈无阳热之化也，此黄汗别风水之大略也。

　　寸口脉沉滑者，中有水气，面目肿大，有热，名曰风水；视人之目窠上微肿，如蚕新卧起状，其颈脉动，时时咳，按其手足上，陷而不起者，风水。

风水之证，起于太阳，故其脉浮洪为多。浮者，风脉也。但风水所由成，积渐于太阴之湿，终成于少阴之寒，故其脉亦有时而沉滑。沉即为水，滑即为湿。水气留着皮毛之里，面目独见肿大者，风中于头也；所以有表热者，以病原之同于中风也。此证或目下有卧蚕形，鲜明光泽，气冲咽喉，颈脉动而微咳，易与正水混淆，但其手足俱肿，按之下陷不起者，乃为风水确证。所以然者，盖以风之中人，肌腠先受，而脾为之应，故《伤寒论》"太阳""阳明"二篇，并谓之系在太阴，不独"太阴"本篇为然。所以载于"太阳篇"者，以风之中人，先痹肌腠言也，故桂枝汤之作用曰解肌；所以载于"阳明篇"者，以太阳寒水不得外泄，流入肠胃言之也；所以隶于太阳本篇者，则以病起于风，成于水，水气不得外泄，合脾脏之湿下陷，将成寒湿之证也。脾主四肢，故风水必流溢四肢，是以痎疟由于脾寒者，手足先冷；外风系在太阴者，手足自温；发汗亡其中阳，手足见厥者，服干姜甘草汤而其厥当还，病理固无不同也。

太阳病，脉浮而紧，法当骨节疼痛，反不疼，身体反重而酸，其人不渴，汗出即愈，此为风水；恶寒者，此为极虚。发汗得之，渴而不恶寒者，此为皮水。身肿而冷，状如周痹，胸中窒，不能食，反聚痛，暮躁不得眠，此为黄汗。痛在骨节，咳而喘，不渴者，此为肺胀，其状如肿，发汗则愈。然诸病此者，渴而下利，小便数者，皆不可发汗。

　　此一节，举相类之证，出阴虚不可发汗之例，欲处方者知所择也。风寒为病，起于太阳，故其脉当浮，但缓则为气，紧则为寒，为水由风湿寖成，风水外证，当见骨节疼痛，今不疼而反见体肿而酸者，盖湿将成水，则痛，湿已成水，即重而酸，此湿流关节、水伤肌肉之辨也。水气尚在肌肉，不在心下，不能阻隔中脘阳气，故不渴，此风水之宜于发汗者也。又有本太阳病，因发汗而恶寒者，此为表阳虚。"太阳篇"所谓发汗病不解，反恶寒者，芍药甘草附子汤主之，即此证也。此同一太阳病，而不宜更发汗者也。前云皮水脉浮，跗肿不恶风，不渴者当发其汗；此云渴而不恶寒，此为皮水。按："寒"字当为"风"字之误，为其异于风水也。夫四肢肿，水在皮肤中为皮水，甚则肢冷，故后文又有厥而皮水方治，此可见皮水为里寒水聚之证，何以前条言皮水不渴，当发其汗，本条反以渴而不恶风为皮水，几令辨证者茫无定据，不知当发其汗，特为不渴者言之耳。皮水之证，要以渴为标准，水气入里，肿见于外，水寒不能化气，滋溉不及咽喉，乃引温水以自救；皮水不渴，不由燥而由湿，灼然无可疑者；水不去，则肿不消，寒不去，则渴不止，此当利小便之治，异于始病之可以发汗者也。皮毛外闭，故不恶风，惟下文"身肿而冷"二句，当属黄汗言，陈修园指为皮水者误也。盖黄汗之始病，四肢头目皆肿，故曰如周痹，一身之阳气痹也。营热为水邪所郁，故身肿而冷，惟其湿胜阳痹，故胸中窒（此与胸痹相类，胸中淋巴干，不能发水液与气，故气不通）；湿停中脘，容积不多，故不能食；水寒营郁，络脉不通，故反聚痛；营气夜行于阳，故血分温度特高，不惟烦躁，抑当热发汗出。所以然者，营气昼郁，暮则反抗也，此黄汗病在肌腠郁热，异于皮毛之寒，当解肌以发汗者也。太阳寒水为表寒所遏，则一身尽疼，脉见浮紧，此太阳伤寒之所同。皮毛不开，肺气内闭，里热与水气相搏，因喘咳而病肺胀。所以不渴者，水气未入中脘，不能阻阳气之上承也；所以其状如肿者，水气郁于皮毛也，证属暴感，宜越婢加半夏汤以开表清里，而其喘自定，所谓发汗即愈也。但病在皮毛者，可以发汗，若水渗肠胃而下利，水入下焦而小便数，阳虚于上，湿流于下，必见燥渴，若发其汗，非惟重伤阴液，抑且不能愈病。所以然者，为水气不在腰以上也。

里水者，一身面目黄肿，其脉沉，小便不利，故令病水，假令小便自利，此亡津液，故令渴，越婢加术汤主之（方见中风）。

黄汗之始病，四肢面目皆肿，而其脉沉迟；里水则四肢面目黄肿，而其脉亦沉。所以别于黄汗者，特暮夜无盗汗耳。夫水气外泄为汗，下行为小便，今外既无汗，小便复不利，水乃郁于皮毛之里而病黄肿。若小便自利，黄肿当减；乃黄肿如故；而反见渴者，以水湿隔塞于上，胃中津液不得上承也。此证胃中必有郁热，观外证之黄肿自见。不见夫造酱面者乎？乘热而覆盖之水湿与热合并，蕴蒸不三日而发黄矣。仲师用越婢加术汤，解表与清里同治，使水湿与热悉从汗解，则肿退而渴止矣。

跌阳脉当伏，今反紧，本自有寒，疝瘕，腹中痛，医反下之，即胸满短气。跌阳脉当伏，今反数，本自有热，消谷，小便数，今反不利，此欲作水。

此节向无的解。陈修园以为水病人别有宿疾，当从趺阳脉与其旧疾而兼顾之，不可见肿治肿。黄坤载则谓脉伏有寒热不同，寒伏当脉紧，此当有寒，疝瘕腹痛，医下之，即胸满短气；热伏则脉数，此当有积热，消水谷而小便数，今反不利，此水谷不消，内原无热，欲作水也。二说俱非，盖水之将成，必有其因。水病多由肾阳虚寒，其脉本当沉伏，反见紧者，则以向有疝瘕腹痛诸证，医反用寒下法，使外寒乘虚而入，肾气从之，因见胸满气短之象，此即后文以为留饮而大下之，又与葶苈丸下水之变也。趺阳之脉，本因水病而沉伏，今反见数，设病者本自有热，当得消谷，而小便数，今反不利，便可知客热不消水谷，热结膀胱而蓄水也，此节后文数脉即止之义也（数为热结，止即水停蓄）。

寸口脉浮而迟，浮脉则热，迟脉则潜，热潜相抟，名曰沉；趺阳脉浮而数，浮脉即热，数脉即止，热止相抟，名曰伏；沉伏相抟，名曰水；沉则络脉虚，伏则小便难，虚难相抟，水走皮肤，即为水矣。

风水、皮水，皆由肺气不达皮毛所致，故其诊多在手太阴动脉，而不及趺阳，惟正水则上下并见，而根原独成于下，故必兼诊趺阳，方能核实。但寸口脉明系浮迟，仲师乃名之曰沉，趺阳明系浮数，仲师反名之曰伏，后学殊难索解。虽徐忠可说理至为详尽，然可与中人以上言之，浅学者不能无疑也。吾直以为浮迟、浮数主脉象言，沉与伏主病情言，两者不当蒙混，沉伏相抟（合也，音抟）名曰水，此即专指病情之显著也。浮迟在寸口，则营气下寒而不上应，营气下寒则水不化气，水就下故名曰沉；

浮数在趺阳，则卫气下阻而不上行，卫气下阻，则水道反为所吸而不得流通，故名曰伏。然则仲师言浮脉则热，迟脉则潜，热潜相抟者，以水气上闭，血寒不能蒸化为汗言之也；言浮脉则热，数脉则止，热止相抟者，以热结膀胱、小溲不利言之也。营气不上应，因见络脉之虚，络脉虚则身冷无汗，卫气不上行，因见小便之难，小便难则瘀热苦水，于是一身上下阳气不通，乃逆走皮肤而成水矣，此证仲师未有方治，陈修园消水圣愈汤，尚有古意附存之。

大乌头、牡桂、细辛、净麻黄、炙甘草、知母、防己、生姜、大枣。

日夜三服，当汗出如虫行皮中即愈。

寸口脉弦紧，弦则卫气不行，即恶寒，水不沾流，走于肠间。

少阴脉紧而沉，紧则为痛，沉则为水，小便即难。

正水前后，脉证不同，仲师虽不出方治，原其脉证所以不同者，而治法已存乎其中矣。正水已成，则水寒积于下，虚阳浮于上，故寸口脉浮而迟，方在将成则阴寒锢其表阳，气停于内，故寸口弦而紧；正水已成，则水寒无气，阳郁不通，故趺阳脉浮而数，方在初成，阴寒内薄，气化不行，故寸口关后之脉沉而紧。水寒血凝，故痛；卫气束于寒，不能作汗外散，则水不沾渍，下走肠间（原作沾流，误也。盖水化气成汗，故沾渍；水寒重坠，故下陷也）。营热息于内，则肾阳不通而小便不利，此时寒水暴遏，表里阳气绝然消歇，故但见弦紧、沉紧之脉。予谓此直麻黄细辛附子汤证，麻黄以达表寒，附子以温里寒，细辛由里达表，从下而上，扶肾阳而疏表里，则大气运行、汗液泄而小便亦通矣。近人漫用五苓、五皮以治水，舍此别无良法，抑独何欤！

脉得诸沉，当责有水，身体肿重，水病，脉出者死。

水病脉当沉，沉非重按始得之谓，乃脉道不利，而寸口浮迟也。水气沉于下，清阳不能化气上行，络脉不得滋溉，因病空虚，络脉虚故寸口应之而迟；沉者必伏，伏者水气在下，足背跌阳之脉反见浮数，水气不得由膀胱下泄，故脉沉者小便必难；表里上下，不得气化，故水留于肌肉而身体肿重。若浮迟之寸口反见洪大而数，少阴跌阳之脉反见微弱，则是阴盛于下，阳脱于上，谓之脉出，譬之油灯垂涸，忽然大明，其能久而不灭乎？

夫水病人，目下有卧蚕，面目鲜泽，脉伏，其人消渴。病水，腹大，小便不利，其脉沉绝者，有水，可下之。

《内经》云：诸有水气者，微肿先见于目下。予诊痰饮病亦往往见之，盖水与饮因同源而异病也。水困脾阳必见于所主之部分，目胞及腹皆足太阴所主，故目下有卧蚕而腹大，目鲜泽者水之标，小便不利者水之本；消渴者，水外浮而内竭，且水寒不能化气故也。脉沉固当有水，至于沉绝，则肾中阳气将亡，便当急下以存阳，譬犹伤寒少阴证之急下存阴，仲师于此条不出方治，予意当与大黄附子细辛汤，是即寒疝之脉，状如弓弦不移，阳中有阴，可下之例也。若陈修园所云用真武汤加木通、防己、椒目以温肾阳而利小便，虽亦言之成理，不知水气清者，外可以发汗，内可以利小便。若水与痰涩、粪秽胶结成瘀，则舍温下更无良法也，奈何利小便乎？

问曰：病下利后，渴饮水，小便不利，腹满因肿者，何也？
答曰：此法当病水，若小便自利及汗出者，自当愈。

下利之后，阴阳并虚，阴虚则渴，阳虚则水饮不消，小便不利，腹因肿满，此为暴蓄之水，初无胶固不解之痰浊与之混合，故但得汗出小便利即当自愈。惟下后里阴先伤，阳气复顿，虽腹满而肿，不当徒利小便，当用妇人转胞肾气丸方治，阴阳两补，而水道自通，或用渴欲饮水之文蛤散。盖蛤壳咸寒，上能止渴，下通小便，杵为细者，譬之滤水之砂漏，格其渣滓，水道以澄清而易通也。

心水者，其身重而少气，不得卧，烦而躁，其人阴肿。肝水者，其腹大不能自转侧，胁下腹痛，时时津液微生，小便续通。肺水者，其身肿，小便难，肿时鸭溏。脾水者，其腹大，四肢苦重，津液不生，但苦少气，小便难。肾水者，其腹大，脐肿，腰痛，不得溺，阴下湿如牛鼻上汗，其足逆冷，面反瘦。

水道行于三焦而出于膀胱，故六腑有水，五脏不当有水，以五脏为真有水者，妄也。然则仲师何以言五脏水？曰：此以部分言之，以脏气之受病言之也。水气凌心，则心阳受困，脾肺不能承受心阳，故身重而少气；心气不能降，故心肾不交而不得卧寐；心火郁于上，则烦而躁；阳不下达，水气独留，故阴肿，此心水，不关本脏者也。水胜则肝胆被郁，不得疏泄，肝病传脾，故腹大不能转侧；厥阴脉络，结于胁下，故胁下痛；但肝胆虽郁，亦有时而疏泄，故津液微生而小便续通，此肝水，不关本脏者也。肺主清降，肺气为水邪所阻，则水逆不降，而身为之肿；肺气不达皮毛，太阳标热下陷，膀胱热结，小便困难；肺与大肠为表里，肺病延至大肠，故时鸭溏，此肺水不关本脏者也。脾在中脘，部分在腹而外主四肢，脾为水困，故腹大而四肢苦重；脾寒不能化生津液，故津液与气俱少；脾为湿脏，水湿相抟，则浊痰黏滞，水道不清，故小便难，此脾水，不关本脏者也。若夫肾，则本为寒水之脏，上承中焦，下及膀胱，以全其为决渎之官，肾寒则决渎失司，滥于腹，则腹大而脐肿；拥阻中下之关键，则腰痛而不得溺；寒水浸灌于下，故阴下湿如牛鼻下汗；肾阳不行，阴寒随少阴之脉下注，故其足逆冷；头为诸阳之会，水气作于少阴，阴不过阳，故肿不及面部而反瘦，此肾水，虽关本脏，而肾脏要无蓄水之余地也。

师曰：诸有水者，腰以下肿，当利小便；腰以上肿，当发汗乃愈。

利小便人但知为五苓散，发汗人但知为麻黄汤，此泥于成方，不知水病者也；利小便之剂详"消渴篇"，发汗之剂详痰饮、风湿二证，学者酌剂轻重而用之，皆当应手奏效，然亦有当利小便之证，必先行发汗而小便始通者，盖大气不运，则里气不疏；肺气不开，则肾气不降，故常有屡进利水之药小便终不利者，职是故也。并有当发汗之证，必兼利小便而始愈者。盖发汗则表疏，在里之水气不能尽去，势必由下焦决渎运输而始畅，非因势利导，则余邪不清也。变而通之，存乎其人。尝记吴县门人陈道南，于戊辰八月偕闸北贾姓小儿来诊，手足并肿，腹大如鼓，予用麻黄五钱，熟附子五钱，细辛三钱，小便微通而胀如故，道南用麻黄六钱，原方中加杏仁、桔梗，一夕而小便大行，明旦肿已全消，周身微汗而病愈矣。可见开肺表疏，则一身之水不为大气所吸，不待猪苓、泽泻，自能顺其就下之性也。若夫仲师所言，要为示初学辨证用药法程，盖腰以上有温度膵与脾，能吸收小肠水气津液，由胸中发抒水气之总机关以散出皮毛为汗；腰以下由两肾泄水输入下焦，直达膀胱为小便，一部分有一部分之作用，则固不当混同也。

师曰：寸口脉沉而迟，沉则为水，迟则为寒，寒水相抟。趺阳脉伏，水谷不化，脾气衰则鹜溏，胃气衰则身肿。少阳脉卑，少阴脉细，男子则小便不利，妇人则经水不通，经为血，血不利则为水，名曰血分。

水病所由成，起于阳衰阴盛，此固尽人知之矣，然不明水气消长之原，与水道通行之处，则仲师此节意旨，正未易明也。《内经》云，上焦如雾，中焦如沤，下焦如渎。所谓上焦如雾者，肺为主气之脏，水谷入胃，化蒸气而上达于肺，肺窍吸入之天气较凉，与蒸气相触，乃化为水，则肺为发水之原可知。饮入于胃，胃中至热，不能容涓滴之水，西人暴牛烈日中，饮以盆水，杀而验之，胃中固无水也，可见中焦如沤，正以所纳之水，悉受阳明燥化，散成水面细泡上出，则脾胃为行气之本，可知。若肺脏化水下行，由肾脏出下焦，直达膀胱为小便，可见足少阴寒水之脏为泄水之器。寸口为手太阴动脉，仲师言寸口沉而迟，寒水相抟者，谓肺寒而气不行于太阳之表，太阳寒水相并而下陷也；言跌阳脉伏、水谷不化者，为胃中原有之热，为寒水所夺，而水将泛滥也；言少阳脉卑、少阴脉细、男子则小便不利、妇人则经水不通者，谓手少阳三焦水道与肾脏俱寒，水气遏于膀胱，胞中血海（在少腹两角）乃并为寒水所困，血凝成瘀，水道愈塞，故有水肿之病。无论何种利水猛药，水终不行者，职是故也。然则桃核承气、抵当汤丸、大黄䗪虫丸，为万不可少矣（䗪虫即地鳖虫，今药肆所用硬壳黑虫，非是，丸亦无效）。但病机所在，起于肺脏之寒，而太阳寒水不行于表里，继乃延至中脘，而阳明燥化无权，终乃寒水阻于肾膀，累及胞中血海，自非大温大泄并行，不背恐徒事攻瘀，瘀卒不行，则麻黄附子细辛合干姜、甘草参用抵当丸尚矣。或曰此证阳虚血寒，正恐不胜重药，故但用泽兰、茺蔚已足，若施之后一证，犹为近是陈修园治蔡本谦水肿垂死，用泽兰取效，其明验也。若此证阴寒太甚，概欲以轻剂取效，得乎？

师曰：寸口脉沉而数，数则为出，沉则为入；出则为阳实，入则为阴结，跌阳脉微而弦，微则为胃气，弦则不得息。少阴脉沉而滑，沉则在里，滑则为实，沉滑相抟，血结胞门，其瘕不泻，经络不通，名曰血分。

上节言寸口脉沉而迟，此节言沉而数，脉得诸沉，当责有水，仲师则既言之矣，然何以有迟数之别？盖寸口为肺脉，太阳虚寒，肺气不能外达，脉即见迟；太阳标阳外浮，吸水不得下行，故脉见数；数则为出者，为标阳外浮言之也；沉则为入者，为本寒下陷言之也。阳实者，标阳外实也；阴结者，里阴凝结也。外有所吸，里有所凝，则寒伤卫而更伤营矣。上节言趺阳脉伏，此节言微而弦。夫水气为病，趺阳脉当伏，仲师又明言之矣。若微而弦，则胃气虚寒，虚则纳减，寒则少气，盖即上文当伏反紧之脉，此正与血分虚寒先见瘕疝腹痛，误下成水、胸满短气者略相似也。尺部脉微固属水胜血寒，当从少阳伤寒脉微细之例。若少阴沉滑，沉即为水，滑即为血，叔和《脉经》言滑为血有余，观妊娠停经之脉每见滑象，足为旁证。此即血结胞中之大验，治法当以去瘕为急。瘕不去则水不利。然则寸口脉沉而数，太阳标热既吸于外而水不下行，趺阳脉微而弦，又于无阳之脉隐然见瘕疝之象，参之少阴之沉滑、水寒血凝之象，益复显然。近人但见水治水、见寒治寒，于血分每多疏忽，此不读经方之过也。

问曰：病有血分、水分何也，师曰：经水前断后病水，名曰血分，此病难治；先病水后经水断，名曰水分，此病易治，何以故？去水，其经自下。

仲师言经水前断后病水，名曰血分，此病难治，先病水后经水断，名曰水分，此病易治。究其所以然？盖谓经水之断，或由肝郁，或由血亏，大抵虚寒为多，虽亦有出于二阳燥热者，此证必不病水；因水停经，病正在水，血分之病，不过因水气太甚阻其经隧，虚者难攻，实者易攻，妊娠有水气用冬葵子茯苓散，亦易治之明证也。设本非妊娠，则但去水而经自通矣。

问曰：病者苦水，面目、身体、四肢皆肿，小便不利，脉之不言水，反言胸中痛，气上冲咽，状如炙脔，当微咳喘。审如师言，其脉何类？师曰：寸口脉沉而紧，沉为水，紧为寒，沉紧相抟，结在关元。始时尚微，年盛不觉。阳衰之后，营卫相干，阳损阴盛，结寒微动，肾气上冲，咽喉塞噎，胁下急痛，医以为留饮而大下之，气系不去，其病不除；复重吐之，胃家虚烦，咽燥欲饮水，小便不利，水谷不化，面目、手足浮肿；又与葶苈丸下水，当时如小差，食饮过度，肿复如前，胸胁苦痛，象若奔豚，其水扬溢，则咳喘逆。当先攻击卫气令止，乃治咳，咳止，其喘自差，先治新病，病当在后。

治病之法，当辨虚实缓急，始之不慎，乃有误治之变。救逆之法，则当从先治客病后治本病之例，学者不可不知也。即如病者苦水，面目、身体、四肢皆肿，小便不利，此水气泛滥，乃本证也。然病人不言苦水，而反苦胸中痛乃气上冲咽，状如炙窝，微喘咳，似非水气本病，而与痰饮之冲气上逆者略相似。仲师所谓脉沉而紧者，盖此证本属虚寒蓄水，沉紧为在里之象，故本病结在关元。关元者，少阴之穴，在脐下一寸。年盛不觉，迨阳衰阴盛，水气漫延，先病卫分而后乃于营分，寒气溜于肾，则肾气上冲咽喉而胁下急；胁下本肾脏所居，为水道下通之门户，悬饮内痛，正在胁下，故医者误以为留饮，用十枣汤大下之；水去而寒气独留，胁下之痛如故，又疑痰阻上隔，用瓜蒂散吐之，于是胃中虚热上浮，而咽燥渴饮矣；渴饮无度，肾寒不能制水，小便不利矣；脾阳吐后益虚，而水谷不化矣；寒水泛滥逆行，而面目手中浮肿矣。医者至此，尚不觉悟，泥于葶苈止胀之说，更用葶苈丸以下水，非不小差也，食饮过度，肿复如前。所以然者，胃阳虚而不能消谷、肾阳虚而不能消水也。所以胸胁苦痛，状若奔豚者，胸为上焦所自起（西医谓之淋巴干），胁为中下二焦水道所从出（水道由肾走膀胱），屡经误治，阳气益虚，阴寒乃乘虚而上僭，水气冲激于肺，肺不能受，故咳而喘逆。然则治之之法奈何？曰：此当先治卫气喘咳，为误治后之新病，"痰饮篇"治冲气之桂苓五味甘草汤，当可借用。卫气既低，而咳如故，又当用苓甘五味姜辛汤以治咳，而喘自止。由是治其本病，而防己茯苓汤、麻黄附子甘草汤，瓜蒌瞿麦汤、茯苓戎盐汤，滑石白鱼散，俱可随证酌用矣。

风水，脉浮，身重，汗出恶风者，防己黄芪汤主之，腹痛者加芍药。

防己黄芪汤方　见湿病。

按：此条与风湿同，脉浮为风，身重为湿，湿甚即为水；汗出恶风，表虚而汗泄不畅也。按此亦卫不与营和之证，防己以利水，黄芪固表而托汗外出，白术、炙甘草补中以抑水，而风水可愈矣。所以腹痛加芍药者，芍药味甘微苦，其性疏泄，能通血分之瘀，伤寒桂枝汤用之以发脾脏之汗而达肌理者也。脾为统血之脏，腹为足太阴部分，腹痛则其气郁于脾之大络，故加芍药以泄之，妇人腹痛用当归芍药散，亦正以血分凝瘀而取其疏泄，若以为酸寒敛阴，则大误矣。

风水，恶风，一身悉肿，脉浮不渴，续自汗出，无大热，越婢汤主之。

越婢汤方

麻黄六两，石膏半斤，生姜三两，甘草二两，大枣十二枚。

上五味，以水六升，先煮麻黄，去上沫，内诸药，煮取三升，分温三服。恶风加附子一枚，风水加术四两。

犹是风水之证，恶风脉浮与前证同，惟身重则病在肌肉，一身悉肿，则病在皮毛，不渴则胃中无热，续自汗出者，风主疏泄故也。但风为阳邪，当得发热，观中风证便知。今病者无大热而但有微热，则皮毛不开，阳气不得发越之象，故用越婢汤内扶脾阳，外开皮毛肌腠，使风随汗液外解，而其肿自消，所谓因势利导也。

皮水为病，四肢肿，水气在皮肤中，四肢聂聂动者，防己茯苓汤主之。

防己茯苓汤方

防己、黄芪、桂枝各三两，茯苓六两，甘草二两。

上五味，以水六升，煮取二升，分温三服。

肺主皮毛，皮水之为肺病，此固不言可知。按：本篇提纲曰其脉亦浮，外证跗肿，按之没指，不恶风，其腹如鼓，不渴，当发其汗，其为越婢加术汤证无可疑者。然何以有防己茯苓汤证？曰：此为渴者言之也。寒水在下，不受阳热之化，则津液不得上承而咽喉为燥，自非利小便以泄水，则渴将不止，防己茯苓汤，此固利小便之方治也。太阳水气，本当作汗外泄，为表寒所遏，则皮毛之气悉化为水，而水气在皮腠中；所以在皮肤中者，由皮毛而渐渍肌肉也；水渍肌肉，则脾阳不达四肢而四肢肿，肿之不已，阳气被郁，因见筋脉跳荡，肌肉寒颤，如风前木叶，聂聂❶动摇。故方中用黄芪以达皮毛，桂枝以解肌肉，使皮毛肌肉疏畅，不至吸下行之水；更加甘草以和脾，合桂枝之温，使脾阳得旁达四肢，但得脾精稍舒，而肢肿当消；所以用黄芪不用麻黄者，此亦痰饮病形肿，以其人遂痹故不内之之例也。

里水，越婢加术汤主之，甘草麻黄汤亦主之。

越婢加术汤方 见上。

甘草麻黄汤方

甘草二两，麻黄四两。

上二味，以水五升，先煮麻黄，去上沫，内甘草，煮取三升，温服一升，重复汗出。不汗再服，慎风寒。

里水一证，用越婢加术，使水湿与里热，悉从汗解，前文已详言之矣。此节特补出甘草麻黄汤方治，用麻黄汤之半以发表汗为急务，盖专为无里热者设也。

水之为病，其脉沉小属少阴。浮者为风，无水。虚胀者为气水，发其汗即已。脉沉者宜麻黄附子汤，浮者宜杏子汤。

麻黄附子汤方

麻黄三两，附子一枚，甘草二两。

上三味，以水七升，先煮麻黄去上沫，内诸药，煮取二升半，温服八合，日三服。

杏子汤方（阙，陈修园曰："恐是麻黄杏仁甘草石膏汤。"）

水病始于太阳而终于少阴，太阳当得浮脉，少脉即见沉脉。

---

❶ 聂（xí）：木叶动貌。

按太阳伤寒未经发汗，水气由三焦下注寒之脏，即为少阴始病。少阴为病，其脉当沉，为其在里也；小即微细之渐，伤寒"少阴篇"所谓脉微细者，指阴寒太甚者言之也。此时水邪未经泛滥，溢入回肠而下利，故见脉小而不见微细。水邪虽陷，与表气未曾隔绝，寒水下陷，要为中阳之虚方治，特于麻黄附子汤内加炙甘草以益中气，使中气略舒，便当外达皮毛肌腠变为汗液，而水病自除。若夫脉浮为风，与太阳中风之脉浮同，此证尚属风湿而未成为水，水气壅在皮毛而发为虚胀，故曰气水。气水者，汗液欲出不出、表气不能开泄之谓，发其汗则水还化气成汗，故其胀即消。杏子汤方阙，窃意可用风湿证之麻杏甘薏汤，要以发汗为一定之标准也。

厥而皮水者，蒲灰散主之。

蒲灰散方　见消渴。

蒲灰散一方，今人不用久矣，世皆论蒲灰为蒲黄，其实不然，即钱太医以厥而皮水之厥为皮水溃烂，以水伤阳气而厥冷，尤为背谬。此"厥"字即上文"身肿而冷"之"冷"，《伤寒》《金匮》中从未有以厥为溃烂者，此陈修园之盲从，不可为训者也。蒲灰即溪间有大叶菖蒲，味咸能降，味辛能开，王一仁在广益医院治病，有钱姓男子，腹如鼓，股大如五斗瓮，臂如车轴之心，头面皆肿，遍体如冰，气咻咻若不续，见者皆曰必死，一仁商于刘仲华，取药房中干菖蒲一巨捆，炽炭焚之，得灰半斤，随用滑石和研，用麻油调涂遍体，以开水调服一钱，日三服，明日肿减大半。一仁见有效，益厚涂之，改服二钱，日三服，三日而肿全消，饮食谈笑如常人，乃知经方之妙，不可思议也。前数年予在家乡治谢姓小儿，茎及睾丸，明若水晶，令制而服之，一夕得小便甚多，其肿即消，惟腹满不减，继以姜、辛、术、附，后以急于沪，不复知其究竟，甲戌十一月，闻此儿已十四矣。庚午秋，治海潮寺路宋姓小儿水肿亦用之。但其人手足不冷，小便清，内服麻黄附子细辛汤，佐以五苓、冬葵子、车前子，外敷蒲灰散，早夜调服一钱，五日而肿全消，每一日夜，小溲十七八次云

问曰：黄汗之为病，身体肿，发热，汗出而渴，状如风水，汗沾衣，色正黄如柏汁，脉自沉，何从得之？师曰：以汗出入水中浴，水从汗孔入得之，宜芪芍桂酒汤主之。

黄芪芍药桂枝苦酒汤方

黄芪五两，芍药、桂枝各三两。

上三味，以苦酒一升，水七升，相合，煮取三升，温服一升。当心烦，服至六七日，乃解。若心烦不止者，以苦酒阻故也。

黄汗之为病，郁于营分，日久而后发，此与水气郁于卫分者不同。方其郁伏未久，营热不甚，故身肿而冷，状如周痹；至于身体肿、发热汗出而渴，营热始炽矣。汗沾衣上，色黄如柏汁者，血中之液，以热郁而外泄也。今试以针刺手，其初必有鲜血一点，血过乃出黄水，即此而推之，便可知黄汗之由，实起于营分郁热。所以如柏汁者，以营热所蒸益加浓厚，非如黄疸之黄，由胃底胆汁而成也。然不辨明致此之由，则治法何从下手，将清营热乎？何以处在表之湿？将疏表气乎？何以处营之热？仲师申

明汗出而浴，水入汗孔得之，而治法乃定矣，以表虚也。故君黄芪，以营郁之当宣也；故用芍药、桂枝，又惧药力之不胜病气也；故煎以具挥发性通调血分之苦酒，而营分之郁热始解。今人用醋和面涂伤，能去瘀血，其明证也。妇人肝郁不调内痛，用醋炒柴胡，醋磨青皮、白芍，其痛立解，当亦以其能达血郁之故，则苦酒之作用可知矣。庸工动称能敛肝阴，岂仲师用苦酒之旨乎？所以六七日乃解者，以久郁之邪未易战胜也。所以心烦者，营分久郁，而主血之脏虚，一时不胜药力也，

　　黄汗之病，两胫自冷，假令发热，此属历节。食已汗出，又身常暮盗汗出者，此营❶气也。若汗出已，反发热者，久久其身必甲错，发热不止者，必生恶疮，若身重，汗出已辄轻者，久久必身𥆧，𥆧即胸中痛，又从腰以上汗出，下无汗，腰宽弛痛，如有物在皮中状，剧者不能食，疼重，烦躁，小便不利，此为黄汗，桂枝加黄芪汤主之。

　　桂枝加黄芪汤方

　　桂枝、芍药各三两，甘草、黄芪各二两，生姜三两，大枣十二枚。

　　上六味，以水八升，煮取三升，温服一升。须臾，啜热稀粥一升余，以助药力，温覆取微汗，若不汗，更服。

　　中风之证，受病于肌腠，内困于脾阳，则用桂枝汤助脾阳以解肌，使汗从腠理外泄。脾统血而主肌肉，为血络凝聚之处，故风郁肌理者，宜桂枝汤，所以达营郁也。风从皮毛入，邪薄肌肉，遏其营分，是生表热。惟黄汗一证，所以异于中风者，足胫

---

❶ 营：原作"荣"，据文意改，下同。

必冷，所以然者，阳郁于上而不下通也；中风证有汗，黄汗证亦有汗，或食已汗出，或暮夜盗汗，皆为营热外达；或汗出不解，反至发热，则营分热度更高，久必皮肤甲错而生恶疮。试观疮疡外证，先病热与肿，为血郁增热，继则剧痛，为热甚血败，血败即脓成，待医者决去其脓，其痛始定，此即营分郁热必致痛脓之明证也。或身重而汗已辄轻者，湿将与汗俱去也。然汗出阳伤，久必身瞷。瞷者如目光之旋转，闪烁不定，彼此互相跳动也。浮阳张于外，牵掣胸中，胸中阴液已亏，不能外应，故瞷见于外而痛应于里。若腰以上汗出而不及腰以下，则汗湿在下而腰髋弛痛。少阳三焦道路，由肾而下属膀胱，阳不下通，故腰以下多所牵掣，如有物在皮中状；又其甚者，胸中发抒水气之枢机，一时停顿，脾阳不能作汗外泄，故湿阻胃之上口而不能食；湿在肌肉，故身疼重；心阳被郁，故烦躁；阳气在上，吸水不得下行，故小便不利。究其所以然，实由水湿郁其营血所致。要知黄汗一证，肌表以久汗而虚，不同中风之为卒病，此桂枝汤所以加固表之黄芪也。

师曰：寸口脉迟而涩，迟则为寒，涩则为血不足；趺阳脉微而迟，微则为气，迟则为寒。寒气不足，即手足逆冷；手足逆冷，则营卫不利；营卫不利，则腹满胁鸣相逐；气转膀胱，营卫俱劳，阳气不通即身冷，阴气不通即骨疼。阳前通则恶寒，阴前通则痹不仁，阴阳相得，其气乃行，大气一转，其气乃散，实则矢气，虚则遗溺，名曰气分。

气分，心下坚大如盘，边如旋盘，桂甘姜枣麻辛附子汤主之。

桂甘姜枣麻辛附子汤方

桂枝、生姜各三两,细辛、甘草、麻黄各二两,附子一枚(炮),大枣十二枚。

上七味,以水七升,先煮麻黄去上沫,内诸药,煮取二升,分温三服。当汗出,如虫行皮中,即愈。

仲师即明水气证治而终以血分,既明黄汗证治而终以气分,欲人于同中求异而明治法也。盖水之甚者为水,水不甚即为黄汗,气之外泄而遇寒为水,水气之在里,不遇寒则仍为气,水可攻而气不可攻,要其证则为表里上下俱寒,如冬令雨雪坚冰,阳气郁伏不动,不似春夏之易散。故仲师举寸口之脉迟而涩,便可知外不达于皮毛,而太阳之阳气先虚;举趺阳之脉微而迟,便可知里气虚寒,四肢不得禀中阳之气,中脘虚寒,不能发抒营卫二气,于是太阴之腹部,厥阴、少阴之胁下,悉为客寒所据。而太阳水气不行于膀胱,中脘脾阳不通于肌腠,因而身冷;里阴不濡于骨髓,因而骨痛。由是太阳之气通于前,而肾阳不与俱行,则小便已而啬啬恶寒;少阳之阳气通于前,而三焦之火不与俱至,则少腹满而外证不仁。故必先去其固阴沍寒,使血海之营气得温而上行,肺脏之卫气清寒而下降,然后郁伏之气从而消释。大气者,阳气也,阳气转则阴寒散矣,由是寒气之乘里虚者,以遗溺解而腹满胁鸣止,表里和而手足不复逆冷矣。此桂甘姜枣麻辛附子汤,所以治心下坚大如盘、边如旋杯凝固不解之阴寒,而效如桴鼓也。

心下坚大如盘,边如旋盘,水饮所作,枳术汤主之。

枳术汤方

枳实七枚，白术二两。

上二味，以水五升，煮取三升，分温三服，腹中软，即当散也。

诊病之法，惟外证同而虚实异治者，为不易辨也。同一心下坚大如盘、边如旋杯之证（旋杯，按之硬，若杯之旋转而高出），何以一则宜上下表里通行温散，汗出如虫行皮中而愈；一则用攻坚燥湿，三服后腹中软而愈。盖气分之脉必兼迟涩，水饮之脉必见沉弦，此脉之易辨者也。气分则见窒塞，水饮必将内痛，此证情之易辨者也。气为寒约，则温以散之；寒因水实，则攻而和之，仲师所以称医圣也。

黄疸病脉证并治第十五

寸口脉浮而缓，则为风，缓则为痹，痹非中风，四肢苦烦，脾色必黄，瘀热以行。趺阳脉紧而数，数则为热，热则消谷，紧则为寒，食即为满。尺脉浮为伤肾，趺阳脉紧为伤脾。风寒相搏，食谷即眩，谷气不消，胃中苦浊，浊气下流，小便不通，阴被其寒，热流膀胱，身体尽黄，名曰"谷疸"。

湿与热并，乃生黄色，苴菜在瓮，酱曲在盍，其明证也。故论黄疸所由成，必先论脾脏之湿，脾主肌肉，而汗泄于肌理，气达于四肢，则湿无停阻之患。惟风中肌肉，则脾阳必顿，顿则腠理闭塞而肌肉为痹。四肢为脾所主，湿热留于脾脏，故四肢苦烦。风脉本浮，湿痹肌肉则缓。寸口见浮缓之脉，脾中瘀热行周身，而面目爪甲俱黄矣，此一因也。一系胃中之热，胃热固能消谷，而肌肉外受风寒，内困脾阳，即宿食为之停阻，水谷停于中脘，湿热以日久而增，故趺阳见紧数之脉，便可决为发黄之渐，此二因也。一系风邪由肌腠入里，循三焦而下及于肾，肾为寒水之脏，下有二管，直接膀胱，为水道所从出，风阳吸于肾，则水道不行，寒邪由肌腠犯脾脏，则脾以虚寒而留湿。食谷即眩者，湿与热淆杂，而浊气上冒于颠也，寒入足太阴，脾不能为胃输津液作汗，湿热反致内陷，小便不通，胃中浊热无外出之路，乃由肾而流入膀胱，故于尺部少阴脉浮，见肾水不流；足背趺阳脉紧，见脾阳不运，皆足蕴蒸发黄，此三因也，名曰谷疸。

额上黑，微汗出，手足中热，薄暮即发，膀胱急，小便自利，名曰"女劳"疸。腹如水状，不治。

女劳疸证状有六：一曰额上黑，额上为颅骨覆脑处，肾虚者脑气必亏，故精气不荣于额上而见晦滞之色。陈修园以额上为心部，肾邪重而水色见于火部，直瞽说耳。二曰微汗出，微汗出似不足为病，而女劳疸独否，盖用力入房，皮毛开而汗液屡泄之不已，皮毛从此不收，津液即随时漏泄。三曰手足中热，则由以恣竭精之时，手足用力太猛，少阳胆火乃乘少阴之虚流溢于劳宫、涌泉二穴。四曰薄暮即发，薄暮阳衰之候，寒湿下动，乃反迫真阳而外出。五曰膀胱急，寡欲者肾阳充，充则下焦水道布气于少腹，膀胱以温和而缓；多欲者肾阳虚，虚则阳气不及州都，膀胱以虚寒而急，此证与脉紧为寒同义，可见陈修园谓肾虚累及外腑，犹为未达一间也。六曰小便自利，自利者，不自知而利也，肾关不固，则小溲不禁，黄坤载谓火败水寒，蛰藏失政，盖略近之。若夫脾肾两败，腹如水状，即为不治之证。盖腹为足太阴部分，肾即在腹之两旁，肾脏无火，不能蒸化脾阳，由是脾脏虚寒，湿邪凝冱，从而腹满。然苟用四逆加茵陈蒿以治之，何尝不可挽救一二？昔金子久患此证，自服茵陈蒿汤，不愈，乃就诊于丁君甘仁，授以附子汤加茵陈，但熟附子仅用钱半，服二剂不效，乃仍用茵陈蒿汤，以致脾气虚寒，大便色白而死，为可惜也。但金本时医，即授以大剂四逆汤，彼亦终不敢服，则是有方与无方同，有药与无药同，经方见畏于世，若此可慨夫！

心中懊恼而热，不能食，时欲吐，名曰酒疸。

酒者，水与谷蕴蒸而后成，随体气强弱以为量。体气强则从三焦水道下走膀胱，体气弱则留于中脘，而成湿热之媒介。胃络上通于心，胃中酒气上熏于心，故心中懊恼而热，酒气郁而成热，胃气大伤，故不能食；酒性上泛，故时欲吐，得甘味则益剧，此酒疸之渐也。

阳明病，脉迟，食难用饱，饱则发烦，头眩，小便必难，此欲作谷疸，虽下之，腹满如故，所以然者，脉迟故也。

阳明病，胃病也；脉迟，胃寒也，胃寒则不能消谷，故饱食即发烦。所以发烦者，蕴积不消而生热也。胃中生热，必冲脑部，故头眩、巅上痛、目中不了了者，亦即胃中热邪上冲脑部之明证也。但彼为实热，实热则生燥；此为虚热，虚热则生湿，湿邪垢腻，流入三焦，故小便必难。胃中谷食不消，湿热相抟，于是欲作谷疸，且阳明实热，下之则腹满除；阳明虚热，虽下之而腹满如故，所以然者，则以胃虚脉迟，中阳不运，非如滑大之脉便于峻攻也。余详《伤寒发微》"阳明篇"不赘。

夫病酒黄疸，必小便不利，其后心中热、足下热，是其证也。

酒黄疸者，或无热，靖言了了，腹满欲吐，鼻燥。其脉浮者先吐之；沉弦者先下之。酒疸，心中热，欲吐者，吐之愈。

酒疸，下之，久久为黑疸，目青面黑，心中如啖蒜齑❶状，大便正黑，皮肤爪之不仁，其脉浮弱，虽黑微黄，故知之。

酒疸之病，有相因而洊至者，体虚之人，不胜酒力，故湿热渗下焦而小便不利，惟酒气上熏而心中热，且酒气下移而足下热，此为酒疸之垂成。亦有酒气不冒于心而肺独受其熏灼者，则心不热，心不热，故神色安靖，出言了了；而鼻中燥热者，亦为将成之酒疸，此时病在心肺，或为心中热，或为鼻中燥，以及胃气上泛欲吐者，皆可用瓜蒂散吐之。湿热泄于上，酒疸可以不作，若小便不利，足下热，即为湿热下注，但需茵陈栀子大黄汤，下之以泄其热，酒疸亦可以不作，然必审其脉浮而后可吐。倘属沉弦，即当先下，此即在高者引而越之，在下者引而竭之之例也。若心中热而误下之，则在上之热未除，在下之阴先竭，积久遂成黑疸，伤其血分，故目青。跌打损伤，肌肤见青色者，伤

---

❶ 齑（jī）：意为"切碎的腌菜或酱菜"，引申为"细碎"。

血故也。湿热不除，面色熏黄，此与湿家身色如熏黄同，但彼为黄中见黑，此为黑中见黄，为小异耳。心热仍在，懊憹欲死，故如嗷蒜状，犹谚所谓猢狲吃辣胡椒也。酒少饮则能生血，多饮反能伤血，热瘀在下，熏灼胞中血海，热血上行，则瘀积肠中，故大便色黑；血不荣于肌表，故皮肤爬搔而不知痛痒；酒气在上，故脉仍见浮，特因误下而见弱耳；面色黑而微黄，故知非女劳之比。窃意此证黄连阿胶汤或可疗治，或借用百合病之百合地黄汤以清血热而滋肺阴，附存管见，俟海内明眼人研核之。

师曰：病黄疸，发热、烦渴、胸满、口燥者，以病发时，火劫其汗，两热相得，然黄家所得，从湿得之，一身尽发热而黄，肚热，热在里，当下之。

黄疸所由成，胃热与脾湿相参杂者为多，独有发热、烦渴、胸满、口燥之证，为亢热而无湿，推原其故，则以方遘●他病时，证属阳热，复以火劫发汗，两热相得，便与湿热参杂之证判若天渊，概云从湿得之可乎？一身尽发热面黄，肚热，仲师既明示人以瘀热在里，直可决为独阳无阴之大黄硝石汤证，伤寒阳明病之但恶热不恶寒，宜大承气汤者，即其例也，请更据伤寒发黄证而推求之。太阳魄汗未尽，瘀湿生热，亦必发黄，此时湿尚未去，要不在当下之例，故有阳明病无汗、小便不利、心中懊憹者，身必发黄；阳明病被火，额上微汗出、小便不利者，必发黄，但头汗出，齐颈而还，小便不利，渴饮水浆者，此为瘀热在里，身必发黄，茵陈蒿汤主之。何以同一阳明病，仲师于前二证不出方

● 遘（gòu）：遇，遭遇。

治，非以其从湿得之，湿未尽者，不当下乎？本条热在里，与伤寒之瘀热在里同，法在可下，况本条一身尽发热而黄，肚热，阳明腑实显然，予故曰宜大黄硝石汤也。

脉沉，渴欲饮水，小便不利者，皆发黄。

腹满，舌痿黄，躁不得眠，属黄家。

黄疸将成，起于蕴湿生热，此固尽人知之矣，然其所以致此之由，则由于辨之不早，即如仲师所述脉沉、渴欲饮水、小便不利者，皆发黄。夫消渴、小便不利、脉浮者，宜利小便发汗，则仲师方治明有五苓散矣。小便不利而渴，果为肾寒不能化气行水，则用瓜蒌瞿麦丸亦足矣，何必待发黄而始治，又如腹满、舌痿黄、躁不得睡，属黄家，夫腹为足太阴部分，舌苔黄腻属湿，则湿在脾脏可知；阳明病多不寐证，缘胃中燥实不和也，此云躁不得睡，其为胃热无疑。此证治湿则增燥，润燥则滋湿，如欲两全，但用白虎汤加苍术可矣；果其胃中有燥矢，用茵陈蒿汤亦足矣。曲突徙薪，此为上策，何必焦头烂额，乃为上客乎？

黄疸之病，当以十八日为期，治之，十日以上瘥，反剧为难治。

病气之衰，不逾三候。伤寒太阳证，发于阴，以七日为一候也。仲师言黄家从湿得之，湿郁生热，乃传阳明；发于阳者，以六日为一候。《伤寒论》"发于阴七日愈，发于阳六日愈"之文，谓一候也。玩太阳病七日以上自愈之条，足为明证。"阳明篇"云：伤寒三日，阳明脉大，谓本太阳之病，过三候而反剧也。然则黄疸以十八日为期，即属"阳明篇"三日之例，阴以七为候，则伤寒三日为二十一日，阳以六为候，故黄疸三候为十八日。所以然者，始病十八日内，可发汗及利小便，可清热而去湿，正犹太阳伤寒，一汗病已，更无余病。若过十八日，湿盖化热，欲攻不得，故仲师言反剧为难治也。

疸而渴者，其疸难治，疸而不渴者，其疸可治，发于阴部，其人必呕，阳部，其人振寒而发热也。

非渴之难，渴而饮水之难，黄疸之病，既从湿得之，则肠胃之中必多黏滞宿垢，妨其水道，小便不利，湿乃日增，则其证益剧，此其所以难治也，若夫不渴之证，脾阳犹能化气输津，即不治亦当渐愈，此其所以可治也。但同一黄疸，不惟渴与不渴之异，即所发之部分，要自不同，故有脾阳不振，湿留中脘，胃底胆汁不容，势必亢而上逆，故呕。下文云：诸黄腹痛而呕者，宜柴胡汤，即此证也。发于太阴，故称阴部；太阳寒水不行于膀胱，即出于皮毛；表虚不达，加以外寒，水气遇寒，即病振栗；营热内抗，即生表热。后文所云诸病黄家当利小便，脉浮者当以汗解，桂枝加黄芪汤主之，即此证也。发于太阳故称阳部，阳部以太阳寒水言之，阴部以太阴湿土言之，要知黄疸病源，以水与湿为主要，而成于胆汁之掺杂，胆火炎上，不能容水与湿，乃合并而溢出皮外，此为黄疸所由成；胆汁色黄，故其汁亦如柏汁之染物，可见太阳病由汗出不彻而有发黄之变者，皆胆汁与湿热混杂为之也。

谷疸之病，寒热不食，食即头眩，心胸不安，久久发黄为谷疸，茵陈蒿汤主之。

茵陈蒿汤方

茵陈蒿六两，栀子十四枚，大黄二两。

上三味，以水一斗，先煮茵陈，减六升，纳二味，煮取三升，去滓，分温三服。小便当利，尿如皂角汁状，色正赤，一宿腹减，黄从小便去也。

谷疸之病，起于太阴之湿，成于阳明之热，太阴寒湿，与阳明之热交争，则生寒热；寒热作时，胃中饱懑不食，有时思食；谷气引动胃热，上冲脑部，即病头眩；心胸不安者，胃热合胆汁上攻，胸中之湿，郁而生热也；湿热与胆汁混合，上于头目，则头目黄；发于皮外，则一身之皮肤黄，于是遂成谷疸。所以用茵陈蒿汤者，用苦平之茵陈以去湿，苦寒清热之栀子以降肺胃之浊，制大黄走前阴，疏谷气之瘀，俾湿热从小溲下泄，则腹胀平而黄自去矣。按：此节后仲师言分温三服，小便当利，尿如皂角汁状，鄙意大黄当走大肠，惟制大黄走小便，服制大黄者，小便多黄，而其色极深，以意会之，当是脱去"制"字，然既成谷疸，大便必少，或大便行后，继以黄浊之小便，亦未可知也。

黄家，日晡所发热而反恶寒，此为女劳得之，膀胱急，少腹满，身尽黄，额上黑，足下热，因作黑疸，其腹胀如水状，大便必黑，时溏，此女劳之病，非水病也，腹满者难治，硝石矾石散主之。

硝石矾石散方

硝石（熬黄），矾石（烧）等分。

上二味为散，大麦粥汁和服方寸匕，日三服。病随大小便去，小便正黄，大便正黑，是其候也。

硝石，即芒硝之成块者；矾石即皂矾，能化粪为水。女劳用此方治，此亦急下存阴之义，为上文腹如水状言之也（皮水，其腹如鼓，外浮而中空）。日晡所发热，证情似属阳明，阳明当不恶寒，而反恶寒者，则以肾阴亏则阳明更燥（观少阴三急下证可知），相火败则表阳更虚也（观虚劳证手足逆寒可知），燥则发热，虚则恶寒，仲师所谓女劳得之者，为其阴虚而阳越也。膀胱不得温和之气，故急；虚气膨于少腹，故满；肾亏则脑虚，故脑气不荣额上而见黧色；胆胃之火下陷涌泉，故足下热，《伤寒论》所谓谷气下流也。伤及血海，故便血；大便色黑者，瘀血之象也；脾肾俱虚，故湿陷大肠而时溏。方用硝石以去垢，矾石以化燥屎，和以大麦粥汁，以调胃而疏肝，使病从大小便去，此亦在下者引而竭之之例也。

酒疸，心中懊侬，或热痛，栀子大黄汤主之。

栀子大黄汤方

栀子十四枚，大黄三两，枳实五枚，豉一升。

上四味，以水六升，煮取二升，分温三服。

酒气留于心下，上逆心脏，则心气亢而不下，往往有虚烦失眠之证，于是心阳不敛，转为懊侬；酒之标气为热，从胃系上迫于心，故热痛。方用栀、豉，与伤寒"太阳篇"治心中懊侬同，加枳实则与栀子厚朴汤同，而必用大黄者，以酒疸胃热独甚也，但使胃热一去，则黄从大便去，心下诸病将不治自愈矣。

诸病黄家，但利其小便，假令脉浮，当以汗解之，宜桂枝加黄芪汤主之。

桂枝加黄芪汤方　见水气。

黄疸之病，起于湿，成于水，利小便发汗，仲师既出茵陈五苓散及桂枝加黄芪汤方治矣，食古而不化，此笨材也。徐忠可言尝治一垂死之证，令服鲜射干至数斤而愈，又有偏于阴者，令服鲜益母草至数斤而愈，由前之说，则鼻燥头眩心中热痛，懊侬欲死之证也；由后之说，则大便必黑之证也。其有不系酒疸、谷疸女劳疸者，但以小便不利，湿郁发黄，服鲜车前根叶自然汁，当无不效，此又易利小便之变法也。

诸黄，猪膏发煎主之。

猪膏发煎方

猪膏半斤，乱发如鸡子大三枚。

上三味，和膏煎之，发消药成，分再服，病从小便出。

方用猪油半斤熬去渣，加乱发如鸡子大三团入煎，发消药成，分三服，病从小便出。仲师方治如此，然但言诸黄，而不言所治何证，予谓此酒疸、谷疸、女劳疸通治之方也。按："妇人杂病篇"云，胃气下泄，阴吹而正喧，此谷气之实也，猪膏发煎主之。谷气实，非谷疸之渐乎？校《千金》云，太医校尉史脱家婢黄病，服此下燥粪而瘥，神验。徐忠可治骆天游黄疸，用猪膏四两、发灰四两煎服，一剂而瘥，皆其明证。至如女劳一证，相火熏灼，血分必燥，酒气伤血，血分亦燥，故二证大便皆黑，猪膏以润燥，发灰为血余，取其入血分而和血，凡大便色黑，肌肤甲错者皆宜之，故不指定为何证也。

黄疸病，茵陈五苓散主之。

茵陈五苓散方

茵陈十分末，五苓散五分。

上二味和，先食饮服方寸匕，日三服。

黄疸从湿得之，此固尽人知之；治湿不利小便非其治，此亦尽人知之。五苓散可利寻常之湿，不能治湿热交阻之黄疸，倍茵陈，则湿热俱去矣。先食饮服者，恐药力为食饮所阻故也。

黄疸，腹满，小便不利而赤，自汗出，此为表和里实，当下之，宜大黄硝石汤。

大黄硝石汤方

大黄、黄柏、硝石各四两，栀子十五枚。

上四味，以水六升，煮取二升，去滓，纳硝，更煮取一升，顿服。

凡热邪内壅阳明，小便必短赤，甚而宗筋内痛，时出白物，又甚则筋牵右髀而痛，此固审为大承气证矣。腹满小便不利而赤，虽证属黄疸，其为阳明里实，则固同于伤寒。自汗出则为表和，病气不涉太阳，故宜大黄硝石汤，以攻下为主；疸病多由胃热上熏，故用苦降之栀子（此味宜生用）；湿热阻塞肾膀，故加苦寒之黄柏。或云：栀子、黄柏，染布皆作黄色，仲师用此，欲其以黄治黄是说也，予未之信。

黄疸病，小便色不变，欲自利，腹满而喘，不可除热，热除必哕，哕者，小半夏汤主之。

小半夏汤方　见痰饮。

　　小半夏汤一方，以生半夏合生姜，为寒湿上逆者用之也，岂可以治黄疸，故陈修园于本条下极称理中汤加茵陈之妙。然玩仲师本文，特为误下成哕者言之，非以治疸也。小便色不变，则肾、膀无热；欲自利，则肠中无热；腹满而喘，便可决为太阴虚寒；若再事攻下，则热除而转哕，哕者，虚寒上逆之变证，与欲呕之病正同，用特借之以救逆。盖此证当不能食，不能食，则胃中本自虚冷，客热不能消谷，伤寒"阳明篇"云：阳明病，不能食，攻其热必哕，所以然者，胃中虚冷故也。然则此证不经误治，原宜四逆理中，予故谓用小半夏汤为误治成哕言之也。

　　诸黄，肿痛而呕者，宜柴胡汤。

　　柴胡汤方　即小柴胡汤，见伤寒"太阳篇"，又见呕吐，按本方加减法，腹痛去黄芩加芍药。

　　黄疸之病，始于湿，中于水，成于燥。予读《杂病论》至痛而呕者宜柴胡汤，恍然于胆火之为病也。夫湿胜则腹满，水胜则小便不利，燥胜则胃热上攻而心中热疼，或上熏于肺而鼻燥，或食入胃热上浮而头眩，原其所以病黄疸之由，则由胃底原有之胆汁，不能容水与湿，水湿混入于胃，胆汁出而相抗，乃随水湿溢出皮毛、手足、头目而成黄色。腹为足太阴部分，胆邪乘脾，乃病腹痛。伤寒"太阳篇"云，脉弦紧者，腹中剧痛，先与小建中汤，不差，与小柴胡汤，此即胆邪乘脾之治也。呕固少阳本病，此可证柴胡汤统治诸黄之旨矣。

　　男子黄，小便自利，当与虚劳小建中汤。

　　此亦肝胆乘脾之方治也。首篇云：知肝传脾，必先实脾。男子黄，小便自利，则脾脏之湿欲去，而本脏先虚，脾虚而胆邪乘之，必有前条腹痛而呕之变，用甘味之小建中汤，此正因脾脏之虚而先行实脾。历来注家不知仲师立方之意，专为胃底胆汁发燥、内乘脾脏而设，故所言多如梦呓也。

惊悸吐衄下血胸满瘀血病脉证治第十六

寸口脉动而弱，动即为惊，弱则为悸。

此寸口，当以手太阴之第一部言，非以全部分言也。寸口之脉，世称左心而右肺，其实心寄肺脏之内，原不必强分左右也。寸口之脉，暴按则动，细按则弱，盖仓卒之间，暴受惊怖，则心为之跳荡不宁，而寸口之动应之，故动则为惊，既受惊怖，气馁而惕息，寸口之弱应之，故弱则为悸。此证不得卧寐，才合目则惊叫，又复多疑。予尝治赵姓妇人一证，颇类此，中夜比邻王姓失火，梦中惊觉，人声鼎沸，急从楼梯奔下，未及地而仆，虽未波及，而心中常震荡不宁。予用炙甘草汤加枣仁、辰砂，五剂而卧寐渐安，不复叫呼矣。

师曰：尺脉浮，目睛晕黄，衄未止，晕黄去，目睛慧了，知衄今止。

大凡人体中浊阴下坠，则动急之脉，上出鱼际；妇人临产，脉出指端；妇人经来，脉浮鱼际，此血下出而脉形变于上也。浮

阳上冲，则尺部浮动而数急；虚劳吐血，则尺脉浮大；阳热上
冒，鼻中衄血，则尺部亦浮大，此血上逆而脉形见于下也。本条
以尺部脉浮而知衄血，然必合目睛晕黄，始可定为衄血。所以然
者，衄为浮阳上冲脑部之症。盖目系内接脑部，无论阳明实热、
太阳标热，一犯脑部，则颅骨缝开，血从额上下走鼻孔，衄血多
日，则溢入目睛而见黄色，此与太阳温病津液素亏，误发汗而微
见黄色者同例，皆为血色发黄之明证。故医考试诊脉辨色，既于
尺部得浮脉，更据目睛之黄与不黄，便可决衄之止与不止也。

又曰：从冬至春，衄者太阳；从夏至秋，衄者阳明（原本误，
今校正）。

太阳表实无汗之证，血热内抗，外不得泄，则上冲于脑而为
衄；阳明里热，不得大便，则亦上冲于脑而为衄，此太阳阳明之
脉因于证、不因于时也。然则仲师何以言从春至夏衄者太阳，从
秋至冬衄者阳明？曰：此传写之误也。太阳伤寒见于冬令为多；
太阳中风见于春令为多，则原文当云：从冬至春，衄者太阳；自
夏徂秋，天气炎热，肠胃易于化燥，阳明内实为多，则原文当
云，从夏至秋衄者阳明。陈修园亦知其说不可据，不敢订正其，
失，而谓四时当活看，犹未达一间。

衄家不可汗，汗出必额上陷，脉紧急，直视不能眴，不得眠。

此条见伤寒"下篇"，前释额上陷，既订正为额旁陷矣，然
犹未甚精确也。人之头颅，惟两太阳穴最为空虚，液少则瘦而下
陷，部位在颧以上，则本条当云颧上陷。所以然者，衄家阳热冲
脑，更复发汗，则阳热益张，阴液枯燥，颧上太阳穴因瘦而陷；

脉紧急，目直视，不能眴，不得眠，皆阳热外张、阴液内竭之象也。余详《伤寒发微》，不赘。

病人面无色，无寒热，脉沉弦者，衄；脉浮弱，手按之绝者，下血；烦咳者，必吐血。

文曰病人面无色，初未明言何病？然面无色，则气弱血虚之象也（"虚劳篇"，男子面色薄为亡血）。加以外无寒热，则病不在表而在里；脉见沉弦者，水胜血负，阴寒内踞而阳上亢也；阳气冲脑，则颅骨缝开，血从脑出而为衄。此证既无寒热，即为里虚，与上脉浮之衄不同，脉浮而弱，弱为血虚，浮即为阴不抱阳，若手按之而不能应指，则阳上浮而气下脱矣，在男子为便血，在妇人为崩漏。至于浮弱之脉，加之以烦咳，则血被冲激而上出于口。三证不同，而血分之热度皆低，若误浮阳为实热，投以寒凉，必致上冒之浮阳益急，而见发热，病乃不可治矣。

夫吐血，咳逆上气，其脉数而间有热，不得卧者死。

吐血、咳逆上气，此即上烦咳吐血之证，但脉本浮弱，何以反数？本无寒热，何以间有表热，则凉药误之也。尝见丹徒赵朴庵在四明医院吐血，表有微热，既返丹徒，医家投以凉药数十剂，表热日甚一日，至于累夜失眠，以至于死，可哀也已（此证误于凉药，与西医用冰略同。压之不平，发之益炽，至于血热消之，而其人已死矣）。

夫酒客咳者，必致吐血，此因极欲过度所致也。

酒标热而本寒，标热伤肺，因病咳嗽，本寒伤脾，因病多痰，痰不尽则咳不止，肺络激破，因病吐血，此非外感，皆贪杯者所自取。仲师虽不出方治,当清湿热,要无可疑。陈修园谓五苓去桂加知母、石膏、竹茹多效,盖近之矣。

寸口脉弦而大,弦则为减,大则为芤,减则为寒,芤则为虚,虚寒相抟,此名为革,妇人则半产漏下,男子则亡血失精。

此节互见"虚劳篇",说解已详,兹不赘。

亡血不可发其表,汗出,即寒栗而振。

亡血一证,血分之热度本低,发其表则热度益低。血热损于前,表阳虚于后,有不病寒栗而振乎?亡友丁甘仁尝言:予治失血证,验其血热亏耗者,每以附子理中取效,真至言也(说解详《伤寒》"太阳篇",并补方治)。

病人胸满唇痿,舌青口燥,但欲漱水不欲咽,无寒热,脉微大来迟,腹不满,其人言我满,为有瘀血。

病人胸满,为气滞不通,其为有湿痰与否尚未可定。血之色见于唇,亡血者唇白,血热重则唇黑,至于唇干黑而痿,其为瘀血无疑。舌青者,死血之色见于上也,血干则口燥,然燥而渴饮,犹恐为阳明之热。若但欲漱水不欲咽,则燥气不在肠胃可知;无寒热,则决非表病,脉微大来迟,血停于下而脉不应也;腹不满,无宿食也,病者自言满,其为蓄血无疑,轻则桃核承气,重则抵当汤丸,视病之轻重而酌剂可也。

病者如有热状,烦满,口干燥而渴,其脉反无热,此为阴伏,是瘀血也,当下之。

病者如有热状,于何见之?一见于心烦胸满,一见于口干燥而渴。盖蓄血一证,原自有合阳明燥实者,《内经》二阳之病发心脾，女子不月是也。然按其脉，有时与证情不同，此又何说？盖阴血内伏则脉不奋兴，是当以桃核承气合抵当汤下之，瘀血行则烦满燥渴止矣。

火邪者，桂枝去芍药加蜀漆牡蛎龙骨救逆汤主之。

桂枝去芍药加蜀漆牡蛎龙骨救逆汤方

桂枝三两（去皮），甘草二两（炙），龙骨四两，牡蛎五两，生姜三两，大枣十二枚，蜀漆三两（洗去腥）。

上为末，以水一斗二升，先煮蜀漆，减二升，纳诸药，煮取三升，去滓，温服一升。

此条大旨，与火劫发汗同。火劫发汗，或为惊狂，或圊血、吐血，要以惊狂为最剧，故伤寒"太阳篇"于火劫亡阳一证，出救逆汤方治，方用龙、牡以收上浮之阳，加蜀漆以去痰。按：火邪之为病，因火熏灼毛孔汗液外泄，卫气太强，肌肉之营气不与卫和，故用桂枝、姜、枣扶脾阳外达，使与在表之卫气融洽一片，外浮之阳气乃与里气相接，所以去芍药者，不欲过泄其营气故也。

心下悸者，半夏麻黄丸主之。

半夏麻黄丸方

半夏、麻黄各等分。

上二味，末之，炼蜜和丸，小豆大，饮服三丸，日三服。

太阳寒水内陷，水气凌心则心下悸，此非可漫以镇心之治治也。皮毛不开，则水气之在表者不去；浊阴失降，则水气之在里者不除。半夏麻黄丸用生半夏以去水，生麻黄以发汗，不治悸而悸当自定，所以用丸者，欲其缓以攻之。盖因水气日久化为黏滞之湿痰，非如暴感之证，水气尚清，易于达毛孔而为汗也。

吐血不止者，柏叶汤主之。

柏叶汤方

柏叶、干姜各三两，艾三把。

上三味，以水五升，取马通汁一升，合煮取一升，分温再服，《千金》加阿胶三两，亦佳。

吐血无止法，强止之则积为瘀血，而病变不测。尝见四明某患吐血，西医用止血针止之，遂至瘀结大肠、大便不通，后用猪胆汁导下其燥粪，投之水中，化为血色。又有用鲜生地、地骨皮止之者，其人腹中常痛，故虽吐而不止，断无强止之理。柏叶汤方治，用苦涩微寒清血分之侧柏叶，以除肺脏之热，又恐其血之凝滞也，用温脾之干姜以和之，更用逐寒湿理气血之艾叶以调之，惟马通汁不易制，陈修园谓无马通汁，可用童便代之，引上逆之血而导之下行，则不止血而血自止矣。

下血，先便后血，此远血也，黄土汤主之。

黄土汤方　亦主吐衄。

甘草、干地黄、白术、附子各三两（炮），阿胶三两，黄芩三两，灶中黄土半斤。

上七味，以水八升，煮取三升，分温三服。

脾寒不能统血，则下陷而便血，尤在泾谓脾去肛门远，故曰远血是也。黄土汤方治，温凉并进，以血之下泄，久久必生燥热也，故用地黄、黄芩、阿胶以润而清之；以脾脏之虚寒下陷也，故用甘草、白术以补虚，炮附子以散寒，更用灶中黄土以去湿而其血当止。辛未八月，曾治强姓饭作同事下利证，所下之血如水，昼夜不食，几死矣，方用灶中黄土四两、炮附子五钱、干姜四钱、五剂后，利止能食，盖即黄土汤之意也。

下血，先血后便，此近血也，赤豆当归散主之（方见"狐惑篇"）。

先血后便，此即西医所谓肠出血之证也。按：本书"百合狐惑篇"病者脉数节，实为肠痈证欲知有脓节脱文，而赤小豆当归散，要为肠痈正治，语详本条下，兹不赘述。赤小豆以去湿，当归以和血，欲使脓去而新血不伤也。由此观之，本条之近血，证情必与肠痈为近，故方治同也。

心气不足，吐血、衄血，泻心汤主之。

泻心汤方

大黄二两，黄连、黄芩各一两。

上三味，以水三升，煮取一升，顿服之。

太阳标阳下陷，则心气以下不足而虚，气结成痞，与阳明燥气相合，则大便不行；燥气上迫于心，是心气愈形不足，燥热上冲于脑，则病衄血；大肠燥热挟血海之血上出于口，则病吐血。方用芩、连、大黄引热下泄，则心脏以不受熏灼而自舒矣。尝见同乡韩筠谷治红木作吐血证用此方，一下而吐血立止，盖亦釜底抽薪之旨也。

《金匮发微》卷之三终

《金匮发微》卷之四

汉南阳张机仲景　**撰**

江阴曹家达颖甫　**注**

呕吐哕下利病脉证治第十七

　　夫呕家有痈脓，不可治呕，脓尽自愈。

　　此为热郁伤络之证，与寻常呕吐不同，师但言呕家有痈脓，正不知其在肺在胃。伤寒"太阳篇"云：凡服桂枝汤吐者，其后必吐脓血也。按：肺痈之为病，始萌可救，脓成则死，则此节所谓不可治呕，脓尽自愈者，必非肺痈可知。窃意凡遇此证，可竟用外科犀黄丸以止痛而消毒，千金苇茎汤、桔梗甘草汤并可用之，当归赤小豆散、排脓散尤为主要。盖血腐成脓，利用抉排。若外体之溃疡然，毒未尽者，不当急于生肌也(此条见《伤寒》"厥阴篇")。

　　先呕却渴者，此为欲解；先渴却呕者，为水停心下，此属饮家；呕家本渴，今不渴者，心下有支饮故也，此属支饮。

水气湿痰阻于上隔，胆胃上逆，则一时倾吐而出，及水气湿痰既尽，独存胆胃之火，乃一转而为燥渴，此即欲饮水者少少与之即愈之证也，故渴为欲解。若水停心下，津液不能上润喉舌而渴，及胃邪充溢，渗入胃之上口，胃底胆火不能相容，乃至冲激而呕，此饮家所以先渴却呕也。若夫呕而不渴，则心下支饮方盛，胃中胆火不炀，此在"痰饮篇"为小半夏汤证，说详呕家本渴条下，不赘。

问曰：病人脉数，数为热，当消谷引饮，而反吐者，何也？
师曰：以发其汗，令阳微，膈气虚，脉乃数，数为胃热，不能消谷，胃中虚冷故也。脉弦者虚也，胃气无余，朝食暮吐，变为胃反，寒在于上，医反下之，令脉反弦，故名曰虚。

此经医者误治伤及中气之病脉证也。风寒袭表，皮毛间水气凝冱，则病形寒；中阳不振，不能旁达四肢，则亦为形寒（忍饥之人，多瑟缩畏寒，可为明证），恶寒同，而所以恶寒者不同。设于中阳不振之恶寒，误认为麻黄汤证而遽发其汗，则胃中阳气益虚，而脉反见数。脉数者，汗后阳气挟营阴而外张，内脏之阳气将一泄无余。盖其脉虽数，要与脉迟不胜谷食者同为胃中虚冷，故饮食入胃而反吐，为其一去不还，故为客热。膈气因寒而虚，故其气上逆，吸入胃之饮食，倾吐而出也，此胃气因误汗而虚冷者也。此条见"太阳下篇"。阳热之证，肠胃燥实，则病不能食；寒湿阻滞，胃气不降，则亦病不能食，不能食同，所以不能食者不同。设于寒湿阻滞之不能食，误认为大承气汤证而遽下之，则膈上之寒湿并入胃中，而消化之力益微，脉乃转弦。弦为阴脉，故痰饮水气疟证多有之；水饮入胃，胃底胆汁不能相容，则病呕逆（痰饮疟证多呕，皆湿痰，而其脉俱弦，可知弦为胃中湿痰所致）。盖胃中胰液馋涎，皆能消食，自误下之后，膈上寒痰入胃，与胃中原不之津液化而为一，中气既寒，消化之力愈薄，故食入停贮胃中，历一周时，胃中胆汁抗行，因至朝食暮吐，所以变为胃反者；胃中阳气既虚，他种津液与胆汁不和故也，此胃气因误下而虚冷者也。

寸口脉微，微则无气，无气则营虚，营虚则血不足，血不足则胸中冷。

按此节原文，首句言寸口脉微而数，后文但言脉微，则"而数"二字当为衍文。盖人一身之血，热度合华氏寒暑表九十五度，为血之中数，其应于动脉者，即为平脉。若热度渐低，营气不能上应，则其脉当迟当弱，至于两手动脉见微，则营气不足以上应，而脉管血少。心脏主脉与血，部位正在胸中，血不足而脉道微，故胸中冷，营虚而血少，则太阳寒水不得阳热蒸化，而卫阳不达于皮毛，脾阳不达于四肢。少阴病脉必微细者，水胜而血负也；水寒则胃败，故趺阳负少阴为不顺。近人以呕吐清水为胃寒，其说要非无据，尤在泾乃谓胸中冷非真冷，不可以热治之。然则少阴病之脉微细，何以用四逆汤耶？要知用药之法，无问寒热补泻，只在以偏救偏，但中病即止，而不当太过耳。尤在泾持论如此，无怪其偏信丹溪不能入仲景之室也。

趺阳脉浮而涩，浮则为虚，涩则伤脾，脾伤则不磨，朝食暮吐，暮食朝吐，宿谷不化，名曰"胃反"。脉紧而涩，其病难治。

趺阳脉为胃脉之根，当以冲和为正脉，若轻取见浮，重按见涩，则胃气不降，宿食不下小肠，脾阳不升，不能吸收小肠津液上承心肺而为血。盖食入于胃，食气与脾气化合，上下相引，乃掣制胃之全体，摩擦新食成浆，然后下渗十二指肠，无病之人，所以知饥也。若脾阳顿滞，不能牵掣胃之全体上下摩擦，则胃中所受之谷食不能消融成糜以下渗十二指肠，胃底胆汁上抗，遂至朝食暮吐、暮食朝吐，病名胃反（方治在后条）。盖此证水饮入口即上泛，谷食入胃，又以消化力薄，始则停蓄，继即倾吐，大肠宿垢，积欠不行，一似阴干者然，大肠干涩不通，则胃浊愈加上泛，故脉紧而涩；急则治标，要惟有于他方治中加大黄利之之法较为近似，否则胃浊不降，加以肠中否塞，其病乃益不可治也（半硫丸似亦可用）。

病人欲吐者，不可下之。

湿痰阻于胸膈，则上泛而欲吐。考太阳将传阳明，则上湿下燥，固有当用瓜蒂散吐之者，盖湿邪黏滞，非一下所能尽，或恐留滞肠胃，转为他病，为其病在上膈也。尝见病呕逆之人，自用吴茱萸以止之者，腹中胀憋欲死，浸成里热，以致匝月昏愦，几于不救。由此观之，病人欲吐者，不惟不可下，并不可止，为胸中自有湿痰也，《内经》不云"在高者引而越之"乎？

哕而腹满，视其前后，知何部不利，利之愈。

寒热二气相冲激，则病哕逆，若阴阳电相触者然，故哕有寒热之别。湿痰留于上膈，真阳被郁，有时冲激而上，不能相胜，则为寒哕；郁热在下，鼻中吸入之清气与之冲激而上，则为热哕。然则哕而腹满者，究为何病？盖热结膀胱，三焦水道不通，则由蓄水而肿满，是为五苓散证；热结大肠，腑气不通，则由燥屎而腹满，是为大承气证。所谓知其何部不利，利之而愈也，释义详《伤寒发微》"厥阴篇"，兹不赘（按：此证大便不行者，下后呃止则愈，呃不止则死，予亲见之）。

呕而胸满者，吴茱萸汤主之。

吴茱萸汤方

吴茱萸一升，人参三两，生姜六两，大枣十二枚。

上四味，以水五升，煮取三升，温服七合，日三服。

胃浊不降，脾阳不升，则气机痞塞，呕而胸满者，脾虚生湿，中气寒而胃浊上泛也。盖脾脏吸收小肠津液，上出胸中，胸中阳气充足，则清者散为汗液，膏者上达心肺二脏化而为血（西医谓之淋巴干），胸中阳气不足，则津液停蓄化为湿，胸中为宗气所居，气为湿阻，至不得噫嗳，则胀懑欲死，此其所以呕而胸满也。湿痰在胸，胆胃郁而不舒，则激而上泛，此其所以呕而胸满也。吴茱萸汤，吴茱萸以降逆散寒，人参、姜、枣以和胃扶脾，但使膈间阳气渐舒，咽中时得噫嗳，或呵欠，或吐出痰涎，则胸满去而呕逆亦止，盖仲师虽言呕而胸满，其实由胸满而呕也。

干呕，吐涎沫，头痛者，吴茱萸汤主之。

脾虚则生湿，胃寒则易泛。胃中无宿食，则为干呕；胃中馋涎与胃底胆汁化合，并能助消化之力。胆汁太多，热乃上泛而吐苦水；馋涎太多，寒乃上泛而吐涎沫。干呕不已，胃中浊气上冲，因病头痛，故仲师但用吴茱萸汤，与上节呕而胸满同法，但使浊阴下降，头即不痛，此亦不治之治也（此条见"厥阴篇"）。

呕而肠鸣，心下痞者，半夏泻心汤主之。

半夏泻心汤方

半夏半升（洗），黄芩、干姜、人参、甘草各三两（炙），黄连一两，大枣十二枚。

上七味，以水一斗，煮取六升，去滓再煮，取三升，温服一升，日三服。

上膈寒湿，下陷于胃，胃底胆汁不能相容，则病呕逆，此属寒，宜用吴茱萸者也。胃中浊热合胆火上奔，则亦病呕逆，此属热，宜用黄连者也。二证寒热不同，故降逆之药品亦因之而异（近人不辨寒热，合萸、连用之，模糊之见耳），此节证象为呕而肠鸣，为心下痞，郁热在上，寒水在下，与伤寒胸中有热、胃中有邪、腹中痛欲呕吐之黄连汤证略同。故半夏泻心汤方治，所用半夏、干姜、甘草、人参、黄连、大枣，皆与黄连汤同，惟彼以寒郁太阴而腹痛，用桂枝以达郁；此为气痞在心下，热邪伤及肺阴，兼用黄芩以清水之上源，为不同耳。又按：伤寒"太阳篇"云，但满而不痛者，此为痞，柴胡汤不中与之，宜半夏泻心汤。知此方原为治痞主方，所以不与腹中雷鸣下利之证同用生姜泻心汤者，亦以水气不甚，不用生姜以散寒也。

干呕而利者，黄芩加半夏生姜汤主之。

黄芩加半夏生姜汤方

黄芩、生姜各三两，甘草二两，芍药一两，半夏半升，大枣十二枚。

上六味，以水一斗，煮取三升，去滓，温服一升，日再夜一服。

太阳寒水内薄，胃底胆汁不能相容，则为干呕；寒水太多，脾不能胜，协标热下趋，即为自利。二者均为脾胃不和，方用黄芩汤以治协热利，其功用在清胆火而兼能扶脾；合小半夏汤以止呕，其功用不惟降胃逆，而并能去水，此二方合用之大旨也（方及证治并见"太阳下篇"）。

诸呕吐，谷不得下者，小半夏汤主之。

小半夏汤方　见痰饮。

呕吐而不能食，为胃中虚寒，是宜吴茱萸汤者也，仲师乃曰诸呕吐谷不得下者，小半夏汤主之。然予尝如法用之，往往失效，岂仲师之误耶？是不然，古人用半夏多用生者，但洗去泥耳，近来药肆所用，先以水浸七日，去膏液而留渣滓，去水之本性全失，再用生姜汁拌炒半熟，欲其立止呕吐，岂可得哉？按：呕吐一证，心下水气不甚、胃中虚寒者，则宜吴茱萸汤；水气太甚，时时泛滥而呕吐清水者，则宜生半夏生姜汤，仲师所谓纳半夏以去其水也。

呕吐而病在膈上，后思水者解，急与之。思水者，猪苓散主之。

猪苓散方

猪苓、茯苓、白术各等分。

上三味，杵为散，饮服方寸匕，日三服。

水气在心下则甚，在膈上则微，呕吐而病在膈上，则倾吐易尽；设渴而思饮，则水气已尽，其病当解，急与水以滋其燥，而此外更无余病，《伤寒论》所谓少少与之愈也。若水气在心下而呕吐思水者，则当通下焦，特于五苓散中去桂枝泽泻以利小便，使下焦通，而在上之水气得以下行，上承之津液乃不为所阻，而渴饮自止矣，此亦伤寒"太阳篇"渴者宜五苓散之意也。

呕而脉弱，小便复利，身有微热，见厥者，难治，四逆汤主之。

四逆汤方

附子一枚（生用），干姜一两半，甘草二两（炙）。

上三味，以水三升，煮取一升二合，去滓，分温再服。强人可大附子一枚，干姜三两。

呕而脉弱，水胜而血负也，惟其水胜则下焦必寒，故小便复利（按：此证小便必色白不黄）。浮阳外出而中无实热，故身热微；手足见厥者，中阳虚而不达四肢也。此证纯阴无阳，自半夏泻心汤以下诸方，俱不合用，故曰难治。难治非不治也，盖舍四逆汤大温中下之剂，病必不愈，观方后列强人可大附子一枚，干姜三两，可以识难治之旨矣。

呕而发热者，小柴胡汤主之。

小柴胡汤方

柴胡半斤，半夏半升，黄芩、人参、甘草、生姜各三两，大枣十二枚。

上七味，以水一斗，煮取六升，去滓再煎，取三升，温服一升，日三服。

凡疟病多呕，其脉必弦，所以多呕者，胆胃之气上逆也。故疟病用小柴胡汤往往取效。然则呕而发热者，仲师虽不言脉，窃意脉亦见弦，故亦宜小柴胡汤。柴胡以发汗，黄芩以清胆，参、草、姜、枣以和胃，汗出而外解，则表热不吸引胆火，中气不至上逆，而无呕吐之弊，此呕而发热，所以与疟同法也。

胃反，呕吐者，大半夏汤主之。

大半夏汤方

半夏二升，人参三两，白蜜一升。

上三味，以水一斗二升，和蜜扬之二百四十遍，煮药取二升半，温服一升，余分再服。

反胃之证，大便如羊矢，艰涩而不下，不类阳明燥矢可用大承气汤以下之，况水气太甚，渗入于胃，胃底胆汁不受，因而呕吐；呕吐伤及胃阴，时时上泛，胃因不和，水气所以不降者，又因大肠干涸之故（胃中谷食久不下十二指肠，肠中粪秽一似阴干者然）。故大半夏汤方治，生半夏以去水，人参以益胃汁，白蜜以润肠，使渣滓下通，水乃得降，而胃反之病愈矣（按：世俗相传朝食暮吐、暮食朝吐方治，为熟地二两，山萸肉三两，牡桂一钱。又有脾胃虚弱食不消化方，为秫米粉作汤圆子，每服煮食七粒，加醋吞服。一重用山萸肉，一用醋，皆能令干涸之粪发酵易化，附存之。癸酉闰五月十四日，裴德炎妻病此，予用姜半夏四钱，潞党参一两，白蜜四两，三剂即便通能食呕止）。

食已即吐者，大黄甘草汤主之。

大黄甘草汤方

大黄二两，甘草一两。

上二味，以水三升，煮取一升，分温再服。

食已即吐，所吐者为谷食，非饮水即吐之比，胃底胆汁不能合胰液而消谷，反逆行而重激于上，故食已即吐，但吐之太暴，虽由胆火上逆，要亦因大肠之壅塞。故方用甘草以和胃，大黄以通肠，肠胃通而胆火降，谷食乃得以顺受焉，此大黄甘草汤之旨也。

胃反，吐而渴，欲饮水者，茯苓泽泻汤主之。

茯苓泽泻汤方

茯苓半斤，泽泻四两，甘草、桂枝各二两，白术三两，生姜四两。

上六味，以水一斗，煮取三升，内泽泻，再煮取二升半，温服八合，日三服。

此证与病在膈上节略同，方治以利水为主，亦与思水之猪苓散相似。茯苓泽泻方治，于五苓中去猪苓以泄水，可知渴欲饮水为水气阻于心下，津液不能上达喉舌，而初非真渴，所以加生姜、甘草者，亦以水邪出于胃之上口，辛甘发散以调之也，所以后纳泽泻者，亦以其气味俱薄，不任多煎也。

吐后，渴欲得水而贪饮者，文蛤汤主之，兼主微风，脉紧头痛。

文蛤汤方

麻黄三两，杏仁五十枚，大枣十二枚，甘草、石膏、文蛤各五两，生姜三两。

上七味，以水六升，煮取二升，温服一升，汗出即愈。

吐后渴欲得水而贪饮，似与前证吐而渴欲饮水者无别，何以前证用茯苓泽泻汤，此证独宜文蛤汤，此不可以不辨也。盖吐而渴欲饮水，为随吐随渴，随饮随吐，水气溜胃之上口而里无热之证；吐后渴欲得水而贪饮，为吐后之渴，水气出上膈而里有热之证。惟其无里热，故但疏阳气通小便，使水热自下焦泄之；惟其有里热，故上发汗而下泄热，使水气从上下二焦分泄之，夫各有所当也。

干呕吐逆，吐涎沫，半夏干姜散主之。

半夏干姜散方

半夏、干姜各等分。

上二味，杵为散，取方寸匕，浆水一升半，煮取七合，顿服之。

始而干呕（俗名胃泛），继而吐逆（俗名胃寒，所吐清水），是水气从胃之上口渗入，胃不纳而上泛之证也，加之以吐涎沫，心下必有微饮。其所以异于头痛一证者，彼但为胃中浊气不泛，初无水气，故但用吴茱萸汤以降逆，此证吐逆，为膈上有水气，为胃中有寒，故用半夏干姜散以降逆而温中。徐忠可反以头痛者为重，此证为轻，殆不然也。

病人胸中似喘不喘，似呕不呕，似哕不哕，彻心中愦愦无奈者，生姜半夏汤主之。

生姜半夏汤方

半夏半升，生姜汁一升。

上二味，以水三升，煮半夏取二升，内生姜汁，煮取一升半，小冷，分四服，日三夜一，呕止，停后服。

胸中为上焦升发水液之区，西医谓之淋巴干，气与水由细管中散出，胸中之气乃得舒畅，否则乳糜顿滞，即化为湿痰，阻其上出之气，肺气欲纳而不能受，胃气欲抗而不能伸，于是似喘不喘、似呕不呕、似哕不哕，肺气不达，胃气不通，上不得为噫嗳，下不能转矢气，以致彻心中愦愦无奈。究其所以致此者，为其湿痰阻塞膈上，阳气被遏而不宣也。方用生姜汁以宣阳气之郁，用生半夏以祛水气之停，但使阳气通于上，湿痰降于下，胸中气机乃通达无所窒碍，而诸恙自愈矣。

干呕、哕，若手足厥者，橘皮汤主之。

橘皮汤方

橘皮四两，生姜半斤。

上二味，以水七升，煮取三升，温服一升，下咽即愈。

干呕及呃，皆出于胃气不和，但病之来源不同，故治法亦异。胃主四肢，胃气阻塞不能旁达四肢，故手足厥，要其所以致此者，不可以不辨也。水胜血寒，阳气不达四肢者，手足必厥，但必有兼证，或为吐利交作，或为下利，其脉必细弱无力，此宜四逆理中者也。或湿痰与宿食交阻中脘，阳气不达于四肢，则手足亦厥，其人或咳或悸，或小便不利，或腹中痛而泄利下重，此宜四逆散者也。若但见干呕、呃之证，其脉必不微细，亦必无泄利下重之辨，胃中阳气所以不达四肢者，要不过气机阻塞耳。故但用生姜以散上膈之郁，橘皮以发胃气之闭，温服一升，而下咽即愈矣。

哕逆者，橘皮竹茹汤主之。

橘皮竹茹汤方

橘皮二斤，竹茹二升，大枣三十枚，生姜半斤，甘草五两，人参三两。

上六味，以水一斗，煮取三升，温服一升，日三服。

哕有寒热之别，哕而腹满条及前条已详言之矣。若但哕逆而别无兼证，在上无干呕、手足厥之变，在下无腹满之变，则但为中气之虚，而微见胆火上逆。中气虚则阳气不能外散，而阻于膈上，兼之胆火内郁，于是吸入之清气与之相触，遂病呃逆。方以橘皮竹茹为名者，橘皮以疏膈上停阻之气，竹茹以疏久郁之胆火，而呃逆可止矣。然呃逆之由，起于上膈不散之气，胆火之上冲，亦为此不散之气所郁，而气之所以不得外散者，实因中气之虚。故知此方橘皮、竹茹为治标，大枣、生姜、甘草、人参为治本，不然，但用橘皮、竹茹亦足治呃矣，既愈之后，得保其不得哕耶。

夫六腑气绝于外者，手足寒、上气、脚缩；五脏气绝于内者，利不禁，下甚者，手足不仁。

气之行于六腑者，水分之寒得血分之温，蒸化外出者为卫。血分温度不高，则水分不能化气达于皮毛之外而手足寒；水气留着上膈，里气阻而不出，外气吸而不纳，则为上气，病属太阳。肠胃燥热，大便不通，熏灼阳明支脉，股下牵掣右膝外廉屈而不伸，病属阳明。脾湿下陷，肾阳虚而不能泄水，溢入回肠，则利不禁，是为阴气内绝。脾主四肢，脾湿下陷，阳气不达，故手足不仁，甚则逆冷，仲师不言者，盖即在不仁之内也，病属三阴。沈自南说不精，以脚缩为阳虚生寒，尤谬。

下利，脉沉弦者下重，脉大者为未止，脉微弱数者，为欲自止，虽发热，不死。

脉沉弦为有水，此《伤寒》《金匮》之通例也，水与湿并，乃病下利，水流动而湿黏滞，故利而下重，此为四逆汤证，为其寒湿下陷也。予治此证，见脓血者，或用附子理中汤加柴胡、升麻，所以疏郁而消毒也；痛甚则加乳香、没药，所以止痛也。此厥阴下利，虽下重而不宜凉剂者也，若夫寒尽阳回，则阳明脉大，是其始病寒湿而利不止，继乃寒湿变为燥热，而利仍未止，是即后文下乃愈之证，宜用大承气汤者也。惟邪尽正虚，脉乃微弱；邪尽则利欲自止，阴尽阳回，脉乃微弱而兼数，则尤可决其利将自止也。此证虽脉数而渴，甚至发热圊脓血，但用清热去湿之白头翁汤，一二剂可愈。故曰虽发热不死，不似肢冷脉伏，治以湿药而厥不还者，为必无生理也（此条见《伤寒论》"厥阴篇"）。

下利，手足厥冷，无脉者，灸之，不温，若脉不还，反微喘者，死。

脾主四肢，脾脏虚寒，则手足厥冷；心主脉与血，心房血虚则无脉。欲温脾脏，莫如干姜、甘草；欲强心房，莫如附子，则四逆汤其主方也，此为有脉者言之也。若血分中热度消歇，以至脉伏不鼓，则非药力所及，是当通灸三阴诸穴，使阳气四达，而手足当温，脉伏当出。若既灸之后，手足依然逆冷，脉之伏者依然不还而反见微喘，则是血虚于里、气脱于外，危在旦夕矣。

少阴负趺阳者，为顺也。

此句与上不接，当为另一条。盖少阴为病，每患寒湿下陷，但得寒尽阳回即是生机，少阴病虽三急下证，及时而治，皆可不死，为其以少阴而兼阳明也，故谓之顺。

下利，有微热而渴，脉弱者，令自愈。

下利，脉缓，有微热，汗出，令自愈，设脉紧，为未解。

下利一证，起于脾阳不升而寒湿下陷，其脉当见沉紧，身冷无汗，不言可知。盖阳气外散则脉见浮缓，太阳中风发热有汗者，脉必浮缓，其明证也；阴寒内踞，则脉见沉紧，厥阴下利，脉沉弦为下重，其明证也。是故下利一证，以出阳为顺，以入阴为逆。微热而渴者，水湿下尽而阳明之气当复也；微热汗出者，里水外泄而太阳之气当复也，故皆令自愈。而沉紧有力，不见缓弱之脉，则为未解。"缓"字旧讹作"数"，陈修园不知此证为寒尽回阳，望文生训，反以为热利，夫热利为白头翁汤证，岂不药自愈之证耶？

下利，脉数而渴者，令自愈。设不差，必圊脓血，以有热故也。

人体之强弱视血热之存亡为进退，血热之存亡不可知，要当验之于脉。下利见阴脉则难愈，见阳脉则易愈，其大较也。是故下利脉沉弦，则病下重，由血热为水气所压，相抗于下部也，此为初病者言之也；病者脉微而厥，则为下利清谷，由血中温度消亡而水气独胜也，此为病甚者言也。按：其外证，为恶寒，为肢冷；其里证，为不渴饮，小便色白，莫不以阳气退为病进。至如下利脉数，则血热渐高，加之以渴，则水气渐减，此即死阴尽去生阳来复之佳兆，固当不药自愈。间亦有不即差者，则一变而圊脓血，此为阳回太暴，然究非死证。白头翁汤、桃核承气汤俱可随证酌用，要不当泥于始病之阴寒，而漫用桃花汤也。

下利，脉反弦，发热身汗者愈。

下利一证，其脉始于沉弦，由沉弦而沉迟，由沉迟而沉微，其人固已垂死矣。若迟微之脉，一变而为浮弦，则太阳寒水之气已受血热蒸化，将从皮毛外泄。仲师所谓反弦者，反之言转，弦之言紧，谓沉微之脉一转而成太阳浮紧之脉也，由浮紧而发热，由发热而汗出，则内陷之寒湿已从太阳外解，病有不愈者乎？

下利气者，当利其小便。

下利一证，决无小便，此尽人之所知也。但仲师所谓下利气者，当利其小便，究属何因？其与后文气利用诃黎勒散止涩者，究竟是一是二？此不可以不辨也。盖本节所谓下利气者，为方在下利，肛门辟辟作声，一似转矢气者，气与腹中殊不相接，此利实关下焦（"太阳篇"：理中者，理中焦。此利在下焦，可与赤石脂禹余粮汤，不差，当利其小便，即此证），下焦阳气不通，水道闭塞，气乃并注于肛门，于五苓散中重桂枝以达阳，合四苓以泄水，但令水泄于前，即气还其故而利自愈矣。若夫气利用止涩之诃黎散者，实因久利而气虚下陷，意与近人治晨泄用四神丸略同。予昔寓白克路，治乡人陶姓曾用之，所用为诃子壳，取其味涩能止，彼以药末味涩不能下咽，和入粥中强吞之，日进一服，三日而止，与当利小便之证，病原固自不同也。

下利，寸脉反浮数，尺中自涩者，必圊脓血。

下利一证，其脉多见沉迟，而不应反见浮数，为其寒湿下陷也。若见浮数，即为寒尽阳回，而利将自止，但不应独见于寸口，而尺中自涩，涩者，凝定不流之象。盖胞中血海凝涩不通，气机不达于冲任，是为瘀血，此证必见腹痛下连少腹。热在上，瘀在下，故必圊脓血也，此证不必治脓血尽，下利自止，当从呕痛脓者脓尽自愈之例，说解详《伤寒论》"厥阴篇"（如病者必欲服药，略用丹皮、桃仁、地鳖虫等味均可）。

下利清谷，不可攻其表，汗出必胀满。

下利清谷，为太阳寒水不能作汗，下并太阴寒湿，冲激肠胃之证。太阳为寒水之腑，少阴为寒水之脏，故在《伤寒论》中太阳、少阴二篇并见之，皆为四逆汤证。此证表热里寒，本太阳证而内陷太阴，故有不可攻表之戒。按：胀满原属太阴寒证，下利清谷，中阳垂绝，若更误汗，致一线微阳外散，阴寒乃独踞中宫，譬之一瓮寒水，冬令坚冰，势将暴裂。设遇此变，惟大剂生附子以回阳，或当挽救一二，慎勿误认肝郁也（近代医家多有此失）。

下利，脉沉而迟，其人面少赤，身有微热，必郁冒汗出而解。下利清谷者，其人必微厥，所以然者，下虚故也。

下利一证，原属寒湿下陷而血热不能上抗，脉之所以沉迟也，若其面戴阳而身有微热，即可知血分热度渐高，为寒尽阳回之渐。阳热内蕴，乃见郁冒。郁者，身热而汗不遽泄；冒者，气上冲而欲呕之象也，此时心中极为懊憹，逮肺与皮毛中含之水气为阳热蒸逼，乃濈然汗出而愈矣。若夫下利清谷一证，其人必脉微肢厥，肠胃中阳气垂绝，所谓下虚者，久利而虚寒也，此为四逆汤证，学者不可不知。

下利后，脉绝，手足厥冷，晬时脉还，手足温者生，脉不还者死。

心主脉，下利脉绝，则心房血寒；脾主四肢，下利手足厥冷，则脾阳已绝。欲强心房，莫如生附子；欲温脾阳，莫如干姜、甘草，则四逆汤其主方也。假令服汤后一周时，心房得温而脉还，脾阳得温而手足热，则其病可以不死。盖此证不惟手足厥冷，而肢体常有冷汗，黏腻如膏油，所下之物白如猪膏，又似冬月之肉冻。病者自觉脑中轰轰有声，久则魂飞帐顶，身摇摇如坠万丈深潭，背有所著，则忽然惊觉，日数次，直待阳回之后，膏汗始敛，神魂始定，盖去死不远矣，予十五岁时，侍先严乘生公疾亲见之。盖始服高康泉苓莲汤而加剧，继服陈子雍外祖苓芍汤而病益不支，厥后，延赵云泉先生，方用制附子五钱，吴萸三钱，干姜四钱，炙甘草三钱，五味子三钱，公丁香三钱，吉林参三钱，二剂后，手足始温。若服药后脉绝不还，则一身精血俱寒，虽有卢扁，无能为役矣。敬告同人，倪涵初疟利三方，慎毋轻用而杀人也。

下利后，腹胀满，身体疼痛者，先温其里，乃攻其表，温里宜四逆汤，攻表宜麻黄汤。

下利而腹胀满，为太阴寒湿内踞，前于不可攻表条下，已详言之；身体疼痛，则由太阳寒水，为表寒所郁，不能化汗液而出皮毛。先温其里，后救其表，此为伤寒通例，温里固宜四逆，救表实用麻黄，《伤寒论》中太阳、厥阴二条，与本条并伪桂枝，不可盲从。

下利，三部脉皆平，按之心下坚者，急下之，宜大承气汤。

今之论治者，遇脉证不符之证，或从证不从脉，或从脉不从证，此意实本仲师，即如本节下利三部脉皆平，而无滑大坚实之象，但不在急下之例。然按之而心下坚，心下当胃之上口，今按之而坚，胃中必有宿食梗塞，致上下之气不通。设在上之梗塞一日不去，则下利一日不止，此其所以法在急下，而不当从脉者也。

下利，脉迟而滑者，实也，利未欲止，急下之，宜大承气汤。

下利脉迟，为寒湿在里，血分不敌水分之证。盖胃为生血之原，胃所以能生血者，实关于胃底消食之胆汁，胆火盛而纳谷多，则富其生血之原而脉数，胆火虚而纳谷少，生血之原不足，故脉迟。按：《伤寒》"阳明篇"云，脉迟，食难用饱，饱则微烦，头眩，必小便难，此欲作谷疸，虽下之，胀满如故，所以然者，脉迟故也，此寒湿阻于太阴，不当攻下之明证也。又云，阳明病，脉迟，虽汗出不恶寒，其身必重，短气，腹满而喘，有潮热者，此外已解，可攻里也。若汗多微发热恶寒者，外未解也，其热不潮，未可与承气汤，此太阴阳明同病，湿留肌腠，表气不达，不当攻下之明证也。若脉迟而兼滑，则为内实，"阳明篇"又云，谵语发潮热，脉滑而疾者，小承气汤主之，此即脉滑当下之例。盖病者内脏有所停蓄，则其脉滑，是故上膈有湿痰者滑，妇人妊娠者滑，肠胃宿食不去则亦滑。按：此证必兼腹痛，故必通肠胃窒塞，然后痛定利止，此所以当急下也。

下利，脉反滑者，当有所去，下乃愈，宜大承气汤。

下利之脉多沉迟，为其寒湿下陷也，若沉迟之脉转为滑疾，则阴脉转阳，其病必腹痛拒按，反之言转也，谓脉之本不如是也。病固有前一日甫用附子理中汤，后一日即当用大承气汤者，予昔年治江阴街肉店范姓男子亲见之。盖湿以下利而日消，寒以温药而顿尽，胃中宿食不能与之俱去，故前此之缓痛喜按者，一变而为急痛拒按，则舍大承气汤外，岂复有愈疾之方治乎？

下利已瘥，至其年月日时复发者，以病不尽故也，当下之，宜大承气汤。

大承气汤方　见痉病。

血热盛壮之人，遇天气酷蒸，往往以多汗而胃中化燥，始则大便不行，继则口燥饮冷，夏令伏阴之体，饮冷太暴，或且转为下利，究之利者自利，胃中燥实依然不去，故仍宜用大承气汤以下之。予子湘人辛未六月在红十字会治一山东人亲见之，一剂后，不再来诊，盖已瘥矣。壬申六月，复见此人来诊，诊其脉，洪大而滑疾，已疏大承气汤方治矣。其人曰：去岁之病，承先生用大黄而愈，湘人告以亦用大黄，其人欣然持方去，不复来，盖又瘥矣。又江阴街烟纸店主严姓男子，每年七月上旬，大便闭而腹痛，予每用调胃承气汤，无不应手奏效，殆亦血热太高，暑汗经其排泄，胃中易于化燥，可见此证不忌冷饮，则湿流太阴部分而兼下利，不敢饮冷，则但病大实满痛，要之为承气汤证。若仲师所云下利已瘥，至其年月日复发，为病不尽，世岂有病根不拔，能安然眠食，待来岁今日而复发者乎？故知病不尽为仲师失辞，不可为训。

下利，谵语者，有燥屎也，小承气汤主之。

小承气汤方

大黄四两，枳实三枚，厚朴三两（炙）。

上三味，以水四升，煮取一升二合，去渣，分温二服，得利则止。

大便燥结之证，当有谵语，为肠胃浊热上蒙脑气，心神为之恍惚也。若夫下利一证，正复不当谵语，仲师主以小承气汤，而决其有燥屎。按：此即世俗所谓热结旁流，张隐庵注《伤寒论》，以此证为必无，特未观其通耳。说解详《伤寒论》"厥阴篇"，不赘。

下利，便脓血者，桃花汤主之。

桃花汤方

赤石脂一斤（一半全用，一半研末），干姜二两，粳米一升。

上三味，以水七升，煮米熟，去滓，温服七合，纳赤石脂末方寸匕，日三服，若一服愈，余勿服。

下利便脓血，为少阴寒湿沉浸、血络腐败之证。陈修园以为由寒郁转为湿热，因而动血，此真大误。水分多于血分，不及注肾膀为溺，乃溢入回肠而下利，水寒血凝，若冻瘃❶然，冻瘃

---

❶ 瘃（zhú）：病名，即冻疮。

既溃，即有脓血。下利便脓血者，正复如是，非温化其寒而填止其湿，不惟下利不止，脓血又将加剧，此固寒水凝瘀血络，积久溃败之证，非寒郁转为湿热，然后动血也。盖寒湿下注为第一病因，故桃花汤方治以止涩之赤石脂为君；由寒湿浸灌，致内脏血络腐败为第二病因，故干姜次之；由下利而脾精耗损，为第三病因，故粳米又次之。假令当小便不利腹痛之时，早用四逆理中，或不至下利而便脓血也。余详《伤寒论》"少阴篇"，不赘。

热利下重者，白头翁汤主之。

白头翁汤方

白头翁二两，黄连、黄柏、秦皮各三两。

上四味，以水七升，煮取三升，去滓，温服一升，不愈更服。

热利之别于寒利者，热利之证，臭秽逼人，往往不可向迩，而寒证无之；热利之证，身热而气粗，面垢而色浮，而寒证无之；热利有滑大动数之脉，而寒证无之。兼此数者，乃能如航海南针，不迷所向。究其所以下重者，则以湿热并居，阻塞气分，秽物不得宣泄也。白头翁汤方治，用白头翁、秦皮，以清凉破血分之热；黄连、黄柏，以苦燥而兼凉性者，除下焦之湿，于是湿热并去，气无所阻而利自止矣。所以不用气分药者，湿热去而气自通也。若后人所用香连丸，即治此证，而识解已落后一层矣（按：此与前一条对文，使人知寒热之辨）。

下利后更烦，按之心下濡者，为虚烦也，栀子豉汤主之。

栀子豉汤方

栀子十四枚（擘），香豉四合（绵裹）。

上二味，以水四升，先煮栀子，得二升半，纳豉，煮取一升，去滓，分二服，温进一服，得吐则愈（按：方后末八字，宜从张氏删之）。

心下当胃之上口，胃中燥热，则熏灼心下而烦，固自有阳明燥证，虽经下后，心中懊憹而烦者，则下利后之更烦，安知非胃中有燥屎宜大承气汤之证？但有燥屎者，心下必硬，今按之而濡，可见烦为虚烦，盖下利后津液消耗，阴不抱阳，由是在表则浮阳不收，在里则余热不去，郁结而生虚烦，甚有反复颠倒胸中窒塞及心中热痛者。然究为病后余邪，故但用豆豉以发表汗，生山栀以降里热，而虚烦可解。所谓在表者散而去之，在高者引而下之也（栀子生用，下走大肠，伤寒"太阳篇"，病人旧微溏者不可与之，其明证也）。

下利清谷，里寒外热，脉微欲绝，汗出而厥，通脉四逆汤主之。

通脉四逆汤方

附子一枚（生用），干姜三两（强人可四两），甘草二两（炙）。

上三味，以水三升，煮取一升二合，去滓，分温再服。

下利清谷，为完谷不化，胃中阳气消亡之证也。胃底消食之胆汁，日见薄弱，不能消入胃之水饮，乃挟未化之谷食直下小肠大肠，是为里寒。寒踞中宫，逼真阳外浮，是病外热，外热则汗出，里寒则手足厥逆，以病情论，里寒为真，外热为假。里寒外热下，原脱"脉微欲绝"四字（说详《伤寒发微》中）。盖阳亡于外而脉微欲绝，故方治为通脉四逆汤，用生附子一枚以强心房，而脉之伏者起，以心主脉故也；干姜四两、炙甘草三两以助脾阳，而手足之厥逆者温，以脾主四肢故也。里寒外热，真阳外浮，外内不通，故加葱九茎以通之；寒凝血瘀，腹中必痛，故加芍药以疏之，此仲师用通脉四逆之旨也。

下利，肺痛，紫参汤主之。

紫参汤方

紫参半斤，甘草三两。

上二味，以水五升，先煮紫参，取二升，内甘草，煮取一升半，分温三服。

下利一证，未闻有肺痛者，且肺痛当是何病？所痛之处，究系何部分？究竟是寒是热？历来注家，绝无分晓，此所当研核者也。按：《内经》云，一阳为病，善咳善泄。盖少阳之火，下注则为泄利，上注于肺则为咳，燥火上迫，肺有所壅，乃至咳而肺痛，则此证为热而非寒也。然则痛在何部分？曰：其痛当在胸中，予尝见病肺痈之人，胸中常隐隐作痛，此即痛在胸中之明证。考本书肺痈方治为桔梗甘草汤，盖桔梗以泄壅，甘草以除毒，而肺痛可止。陈修园疑紫参为桔梗之误，理或然也。

气利，诃黎勒散主之。

诃黎勒散方

诃黎勒十枚（煨）。

上一味为散，粥饮和，顿服。

说解详"上下利气者"节，兹不赘。诃黎勒今名诃子，味涩而苦，煨不透则研不细，入咽梗塞，前于同乡陶姓亲验之。

疮痈肠痈浸淫病脉证治第十八

诸浮数脉，应当发热，而反洒淅恶寒，若有痛处，当发其痈。

凡外证初起，必先恶寒，此其大较也。盖痈之所由成，血络闭于寒湿而营气不通，营郁生热，脉乃浮数；血以凝涩而内停，则阳气不能独行于表分，此所以当发热而洒淅恶寒也。遇此脉证，虽形似伤寒，而实为痈疽，始则恶寒，继则发热，寒热日作，若疟发然，三数日后，瘀血蕴蒸化热，始知痛处，此与将溃之冻瘃正复相似，无论在何部分，皆当以药发之。大约人体外证之属寒者，除流注外，发背脑疽，最为重大，惟世传阳和汤一方，与仲师当发其痈之旨最合。若误投寒凉败毒之品，十不活一，所以然者，为血络凝于寒湿，非疔毒流火属于阳证者比也。

附：阳和汤方

麻黄三钱（去根节），炮姜三钱，熟地黄一两，鹿角胶三钱，肉桂一钱，寒重加附子。

师曰：诸痈肿欲知有脓无脓，以手掩肿上，热者为有脓，不热者为无脓。

痈毒初起，以肿大见红色为顺；而皮色不变，平塌不起者为逆。大率由寒而热，由热而肿，由肿而痛，痛剧则瘀血蒸化为脓，痛减则脓已成，身亦渐凉；抉而去之，疮口掩以拔毒生肌药，其证立愈，此因痛减而知有脓之说也。仲师验脓之法，则以肿处热不热为验，此又以热而知有脓之说也。予按痈疽大证，必有极大之脓头坚硬不化，疮上极热灼手处，即为脓头所在，以刀抉之，百不失一，仲师之言，则固信而有征也。复有体虚未易肿大者，或妇人病在下体，未便开刀者，仙方活命饮成效卓著，当附存之。

附：仙方活命饮方

乳香、没药各二钱，炙甲片五钱，皂角刺三钱，防风一钱，大贝四钱，生甘草二钱，归尾二钱，生黄芪三钱，赤芍四钱，银花三钱，排脓加白芷。

上药水煎服，即日止痛，脓成自溃，未成即消。

肠痈之为病，其身甲错，腹皮急，如肿状，按之濡（此下与后条错简，今校正）。时时发热，热汗出，反恶寒，其脉迟紧者，脓未成，可下之，大黄牡丹汤主之。脉洪数者，脓已成，不可下也（三句旧误在上，今校正）。

大黄牡丹汤方

大黄四两，牡丹一两，桃仁五十个，冬瓜仁半升，芒硝三合。

上五味，以水六升，煮取一升，去滓，内芒硝，顿服之，有脓当下，如无脓当下血。

肠痈一证，由于血凝气滞，阴络内阻，营气干涩，不能外润肤表，则肌肤为之甲错。甲错者，血枯之象也。在里之气血不通，乃成内痈。此证始以水寒而血凝，继以血凝而腐烂，若冻瘃然，日久化热，即成溃疡矣。血阻于内，气膨于外，故腹皮之急如鼓，但有气而无水，故按之濡；时发热，自汗出复恶寒者，肺与大肠为表里，皮毛为肺所主，肠内病痈，邪热外薄皮毛，故时发热；热胜而皮毛开，故自汗；汗后毛孔不闭，风乘其虚，故复恶寒；脉迟而紧，则里热未盛，毒血尚凝聚未散，不难一下而尽，所谓曲突徙薪也，以其大肠壅阻也。用大黄、芒硝以通之，以其身甲错，知其内有干血也；用桃仁、丹皮以攻之，以发热自汗复恶寒，知大肠移热于肺，肺主之皮毛，张于标热而不收也；用泻肺除热之冬瓜仁以清之，此大黄牡丹汤之义也。若夫里热既盛，脓成血溃，至于两脉洪数，则非一下所能尽。仲师不曰脓已成赤豆当归散主之乎（见"百合狐惑篇"中）。究其所以不可下者，譬之流寇，溃散则难为攻，不如方聚之易为歼也。尝记癸丑十一月，若华之母病此，腰腹俱肿，有时发热自汗，有时不甚发热，痛不可忍，按之稍定，于冬至前二日，用大黄五钱，丹皮一两，桃仁五十粒，冬瓜子八十粒，芒硝三钱，服后腹中大痛，午后下血半净桶，而腹平痛止，不啻平人矣。辛未四月，强鸿培嗣子福全病此，既就宝隆医院矣，西医指为盲肠炎，并言三日后大开刀，福全不解，私问看护，以破腹告，福全惧，弃其衣物而遁，翌日，抵予小西门寓所，以腹中剧痛求诊，按其脉，紧而数，发热有汗，但不恶寒，予即疏方与之，明日复诊，盖下经三次而腹痛止矣。又壬申年，治大自鸣钟慎大衣庄裘姓少年亦如之。癸酉年治陆姓少女腹右旁痛，痛经四月，身体瘦弱，西医不敢开刀，由同乡高长佑推荐，予以此方减轻授之，当夕下泥黑粪，痛未止，稍稍加重，遂大下黑粪，如河泥，其痛乃定，调理一月，方能出险，盖亦危矣。己亥八月，四明史惠甫病此，已由姜佐景用前方下过，未能拔除病根，予用生大黄五钱，冬瓜仁一两，桃仁八十粒，丹皮一两，芒硝三钱，外加当归、赤豆；二诊加赤芍五钱，败酱草五钱，所下黑粪，并如污泥状，病乃出险，并附记之。

肿痛者，少腹肿痞，按之即痛，如淋，小便自调，腹无积聚，身无热，脉数，此为内有痈脓（"内"字上有"肠"字误），薏苡附子败酱散主之（腹无积聚下，旧讹在上节，今校正）。

薏苡附子败酱散方

薏苡仁十分，附子二分，败酱草五分。

上三味，杵为散，取方寸匕，以水二升，煎减半，顿服，小便当下。

肿见于外，谓之肿痛，不类病在大肠，气膨腹皮，但见肿状也。按：此节所列病状，曰少腹肿痞，按之即痛，如淋，小便自调，显系少腹疽，伤寒"太阳篇"，少腹硬满，小便自利者，下血乃愈。又云，少腹硬，小便不利者，为无血也；小便自利，其人如狂者，血证谛也。此可见病在血分者，水分必无阻碍，今少腹肿痞，按之即痛如淋，小便自调，与少腹硬而小便自利有何差别？病当在胞中血海，岂得更谓之肠痈？且以证情论，小便自调下，当与上节腹无积聚连属，为薏苡附子败酱散证。观于方治后"小便当下"字，便可决为少腹肿痞证方治，断非其身甲错之方治矣。肿痞在少腹，上不及脐，故知腹无积聚，病根即在少腹，不似标阳内陷，故身无热；但据少腹肿痞按之即痛如淋之病状，加之以脉数，便可知血已成脓。然则肠内有痈脓，实为内有痈脓之误。要知证虽化热，病原实起于肾寒，血海遇寒而凝，凝则痛，久而化热，血之凝者腐矣。故方治十倍利湿开壅之薏苡，而破血热排脓之败酱草半之，略用生附子以解凝而止痛，数不及败酱之半，然后少腹之脓乃得从小便中出。予直决其为少腹疽，王鸿绪以为患在少腹之内为小肠疽，陈修园又以为小肠痈，俱谬误。不然，少腹承下焦水道由肾脏出，与小肠之下自接大肠者，何尝有丝毫干涉耶。尝记辛未正月，予子妇之妹嫁江阴北门外程姓者病此，昼夜剧痛，不能安睡，小便时时出黏腻白物，有时微带红色，所出不过一滴，出之先，痛不可忍，赴医院求诊，西医饮以药水，七日不减，其夫以病状来告，予用重剂仙方活命饮加当归四两，向杂粮肆买赤豆一升先煎，后入他药，阴以茶铫携入医院，伪言开水服之，半小时即能安睡，明日用原方，二剂肿消，月余生一子。盖此证多出妊娠之妇，谅由气血凝聚化热伤及血海所致，学者幸致意焉。

问曰：寸口脉浮微而涩，法当亡血，若汗出，设不汗出者云何？曰：若身有疮，被刀斧所伤，亡血故也。

人之一身，皮毛之内，尽含水分，水分所以能化气外泄者，全恃周身之血热，血热之盈亏不可知，以寸口脉为之验。脉微而涩，是为阴虚，阴虚之人，或吐血，或盗汗，是为虚劳本证。今见此极虚之脉，既不吐血，又无盗汗，病既不属虚劳，则其人必有夙疾，或身有疮伤而脓血之抉去者过多，或向受刀创，而鲜血之流溢者加剧，虽境过情迁，而营气既衰，断不能复充脉道，盖脉之虚，正不系乎新病也。

病金疮，王不留行散主之。

王不留行散方

王不留行十分（八月八日采），蒴藋细叶十分（七月七日采），桑东南根白皮十分（三月三日采），甘草十八分，黄芩二分，川椒三分，厚朴二分，干姜二分，芍药二分。

上九味，前三味烧灰存性，各别杵筛，合为散，服方寸匕，小疮即粉之，大疮但服之，产后亦可服。

此方有桑皮之润，厚朴之燥，黄芩之寒，椒、姜之热。大致金创流血，创口干燥增痛，故宜润；血去既多，湿寒停阻脾阳，故宜燥；血虚则生内热，故宜凉，血分热度以亡血而低，中阳失运，故宜温。而终以通利血脉、止金创血为要，故以王不留行、蒴藋细叶为方中主药，而芍药佐之，又复倍用甘草以和诸药，使得通行表里，此王不留行散之大旨也。

排脓散方

枳实十六枚，芍药六分，桔梗二分。

上三味，杵为散，取鸡子黄一枚，以药散与鸡黄相等，饮和服之，日一服。

予按：此方之上，脱去病证，以方治重用枳实，当为胃痈。

排脓汤方

甘草二两，桔梗三两，生姜一两，大枣十枚。

上四味，以水三升，煮取一升，服五合，日再服。

按：此为肺痈方治，故与桔梗汤同。

浸淫疮，从口起，流向四肢者可治，从四肢流来入口者不可治。浸淫疮，黄连粉主之。方阙。

浸淫疮为脂水流溢之通称，说详"脏腑经络篇"。黄连苦寒，能清大毒，许半龙治疗毒重用之，往往取效，而其性尤燥，能去湿热，湿热既去，疮中脂水乃不至蔓延流溢也。然则黄连粉方虽阙，其意则大可知也。

跌蹶手指臂肿转筋狐疝蛔虫病脉证治第十九

师曰：病跌蹶，其人但能前不能却，刺腨入二寸，此太阳经伤也。

此湿从下受之证也。跌蹶为足背经脉转戾，其人能前不能却，要为寒湿伤筋之证。昔大禹因治水久居湿地病湿，至于两足不相过，后世巫者效之，谓之禹步，可为明证。仲师所云刺腨二寸，断为太阳经伤者，盖太阳之经入腘中，贯腨内，出外踝之后，至小指外侧，寒湿伤其经脉，血瘀不通，故强直而不能却，刺腨二寸，正所以泻其瘀也。惟近世内科，能用针者少，予尝患右臂酸痛，自肩至于尺泽，长女昭华用毛姜四两、川乌三两、草乌五两、红花二两、良姜一两，每夜浓煎熏洗，月余竟愈，则寒湿伤经，似亦不妨用之也。

病人当以手指臂肿动，此人身体瞤瞤者，藜芦甘草汤主之（方阙）。

《内经》云：风胜则动，湿胜则肿。仲师言手臂肿动，身体

213

瞤瞤，此可知为风湿痰涎走窜指臂，延及周身之证，与风痫证略同，特风痫无此表证耳。按子和《儒门事亲》云，一妇病风痫，其始一二年发，后即日发，甚至一日数发，求死不得，值凶岁，采野草充粮，见草若葱状，采蒸饱食，胸膈间胀闷，顷之，涌吐胶痰，数日，约一二斗，甚昏困，后遂轻健如平人。以所食葱访人，即藜芦叶。盖风痰内壅，积久旁窜，积者为本，窜者为标，用藜芦者，涌吐而抉其壅也；所以用甘草者，恐藜芦苦寒败胃，甘味以调之也。近痫证有日服控涎丹一钱，久而自愈者，亦所以去痰涎也。

转筋之为病，其人臂脚直，脉上下行，微弦，转筋入腹者，鸡矢白散主之。

鸡矢白散方

鸡矢白为末，取方寸匕，以水六合和温服。

转筋入腹之病，予未之见，原其病情，则与痉证之宜大承气汤者略同。痉证云：痉脉按之紧如弦，直上下行，与此证脉上下微弦何异。痉证云：脚挛急，与此证臂脚直又何异？痉证燥热，阴液垂绝，故急下以救之，所以除里热也；此证用下气破积通利大小便之鸡矢白散，亦所以除里热也。所以然者，里热不除，则筋脉受灼而不得柔和，故必通其大肠，使阳明燥气内熄，而筋脉乃和。考葛仙方中头足往后扯动，弯曲不伸，其形如弓，用鸡矢白三钱，酒五杯，用竹箸搅千遍，日服二次。予按：此即痉病之卧不着席证，痉病自中风传来，易于化燥，内脏躁而筋脉受灼，以致全身强急，故借《内经》治膨胀之鸡矢醴以下之，盖亦《金匮》

用大承气汤之义也。然则转筋用鸡矢白散，亦何独不然乎。

阴狐疝气者，偏有小大，时时上下，蜘蛛散主之。

蜘蛛散方

蜘蛛十四枚（熬），桂枝半两。

上二味，为散，取八分一匕，饮和服，日再服，蜜丸亦可。

此寒邪并少阳湿热并注睾丸之证也。湿热偏注，睾丸一胀一否，则偏有小大，发时胀而偏坠，不发则如平人，故时时上下，以其病在下体，与蚀下为狐同例，故谓之阴狐疝。蜘蛛破瘀消肿，昼隐夜出，为阴类之虫，取其下入阴部，桂枝通阳宣郁，能达肝胆沦陷之气，破瘀则寒湿不凝，通阳则郁热外散，而偏坠可愈矣。予昔在同仁辅元堂改散为煎，治愈二人，用桂枝三钱，蜘蛛一枚炙存性，一人二剂愈，一人一剂愈，章次公、王慎轩皆亲见之，今则相隔久远，并病者姓与居址而忘之矣。乙亥重九日，有倪姓来诊，其证时发时止，今以遇寒而发，偏坠微痛，夜有寒热，睡醒汗出，两脉迟滑，方用大蜘蛛一枚，炙过，川桂枝四钱，一剂即愈。此为前病肠痈之史惠甫介绍，并附记之。

问曰，病腹痛有虫，其脉何以别之？师曰：腹中痛，其脉当沉，若弦，反洪大，故有蛔虫。

此从脉象之异，决其为有虫之痛也。凡腹痛，脉沉为寒湿下陷，直四逆汤证耳；脉弦为肝邪乘脾，直小建中汤证耳。若不沉、不弦而腹痛，则既非寒湿内停，又非肝胆郁陷，故可决为虫痛。然"洪大"二字，亦为仲师失词，脉不足据，当以病状参验之。不然，岂大实满之阳明证，其脉独不洪大耶？

蛔虫之为病，令人吐涎，心痛，发作有时，毒药不止者，甘草粉蜜汤主之。

甘草粉蜜汤方

甘草二两，白粉二两（即铅粉），白蜜四两。

上三味，以水三升，先煮甘草，取二升，去滓，内粉蜜，搅令和，煮如薄粥，温服一升，差即止。

蛔虫之为病，常起于脾脏寒湿，由寒湿积为水痰，少阳之气不达于三焦，水痰感少阳生气，乃生蛔虫。蛔托生于痰涎，故其腹多涎，蛔饥吐涎，胃不能容，随即倾吐而出，此所以令人吐涎也。心痛者，心下窜痛，蛔上入膈故痛，非真心痛也；蛔安静则如平人，窜动则痛欲死，故发作有时，此蛔病之大概也。然竟有毒药不能奏效者，则以病者曾用杀虫猛药，剂量太少，蛔虫醉而不死，后遂狡避不食也，故不能猛攻，莫如诱劫，不得已而用甘草粉蜜，使虫贪蜜之甘而不知铅粉之毒，此亦陈人畏宋万多力，使妇人饮之酒醉而执之之计也；用甘草者，欲病人不受铅粉之毒也。先母侍婢曾患此，始病吐蛔，一二日后，暴厥若死，治以乌梅丸，入口即吐，予用甘草五钱，先煎去滓，以铅粉二钱、白蜜一两调饮之，半日许，下蛔虫如拇指大者九条，其病乃愈。然时医辄非笑之，夏虫不可语冰，亶其然乎。

蛔厥者，其人当吐蛔，今病者静而复时烦，此为脏寒。蛔上入膈，故烦，须臾复止；得食而呕，又烦者，蛔闻食臭出，其人当自吐蛔，蛔厥者，乌梅丸主之。

乌梅丸方

乌梅三百个，细辛六两，干姜十两，黄连一斤，当归、川椒各四两，附子、桂枝、人参、黄柏各六两。

上十味，异捣筛，合治之，以苦酒渍乌梅，一宿去核，蒸之五升米上，饭熟，捣成泥，和药令相得，内白中，与蜜杵二千下，丸如梧子大，先食饮服十丸，日三服，稍增至二十丸，禁生冷滑臭等食。

蛔厥非手足逆冷，乃心下暴痛，病者目珠上出，瞑然若死之谓，间亦有痛极而手足冷者，要其立名之义，正不在此也。按：此证丸药不效，不妨改丸为汤。曾记无锡强福全未病肠痈时，先病腹痛，痛无定时，忽作忽止，知为虫，已服丸半斤矣，痛如故，后即改丸为汤，二剂而差，说解详《伤寒论》，兹不赘。

妇人妊娠病脉证治第二十

师曰：妇人得平脉，阴脉小弱，其人渴，不能食，无寒热，名妊娠，桂枝汤主之，于法六十日当有此证。设有医治逆者，却一月加吐下，则绝之。

妊娠之脉，关后有余，尺部跳动，右甚为女，左甚为男，此历试不爽者也。今师云妇人得平脉，阴脉小弱，何乃适得其反？盖妊娠停经之初，本无他病，故脉如平人，血凝子宫，胎气尚微，故阴脉小弱，非如四五月后胎气壮盛之比。月事既停，统血之脾脏顿滞，脾精之上输者少，故渴；脾阳失运，消谷之力微，故不能食；更有湿痰停阻胸中时欲呕者，俗称恶阻，仲师不言者，盖已统于不能食中，非脱漏也。凡见此证，脉平而表无寒热，即可断为妊娠；主以桂枝汤者，所以助脾阳而疏胸中水气也（方解详《伤寒发微》"太阳篇"）。所以六十日方见此证者，为始停经时中气尚疏，上中二焦未有所觉也。此证不当治渴及呕，治之为逆，设治渴而误用清燥滋阴之品，胃中必寒；设治不能食而误投下药，脾湿又将下陷。治不得法，后一月必加吐下，中气败也。绝其药并斥其医，庶几勿药有喜乎？

妇人宿有癥病，经水断，未及三月，而得漏下不止，胎动在脐上者，此为癥痼害。妊娠六月动者，前三月经水利时，胎也；下血者后断三月，衃也。所以不止者，其癥不去故也，当下其癥，桂枝茯苓丸主之。

桂枝茯苓丸方

桂枝、茯苓、丹皮、桃仁（去皮尖，熬），芍药各等分。

上五味，末之，炼蜜丸，如兔屎大，每日食前服一九。不知，加至三九。

欲安良民，必除盗贼；欲养良苗，必除莨稗，此尽人之所知也。然则欲孕妇之安胎，不去其宿疾可乎？设宿癥不去，或经断未及三月，即有漏下之变，所以然者，养胎之血，不能凝聚子宫，反为宿癥所阻，从旁溢出，胎失所养，则动在脐上，其实胎元损，癥痼害之也。然亦有三月后而胎动下血者，其证亦为癥。

仲师言六月动者，赅四月至六月言之耳。前三月经水通调，忽然中止，当可决其为胎，若经断三月之后，忽然下血，其为衃血横梗，不能融洽何疑。新血与衄血不和，因有渗漏之隙，不下其癥，胎必因失养而不安。仲师设立桂枝茯苓丸，以缓而下之，盖癥之所由成，起于寒湿，故用桂枝以通阳，茯苓以泄湿，丹皮、桃仁、赤芍，则攻瘀而疏达之，固未可以虚寒漏下之治治也。间亦有寒湿固瘕之证阻隔腹中，不下血而胎元不足者。曾记丁卯新秋，无锡华宗海之母，经停十月，而腹不甚大，始由丁医用疏气行血药，即不觉胀满，饮食如常人，经西医考验，则谓腹中有胎，为腐败之物压住，不得长大，欲攻而去之，势必伤胎。宗海邀予赴锡诊之，脉涩不滑，不类妊娠，当晚，与丁医商进桃核承气汤，晨起下白物如胶痰，更进抵当汤，下白物更多，胀满悉除，而腹忽大，月余，生一女，母子俱安。孙子云：置之死地而后生，亶其然乎。

妇人怀妊六七月，脉弦，发热，其胎愈胀，腹痛恶寒，少腹如扇（平声）。所以然者，子脏开故也，当以附子汤温其脏（方见伤寒）。

怀妊六七月，胎已长成，血凝于下，热度不高，太阳寒水化气者少，脾脏乃气虚生湿，寒湿内壅，故胎胀；流入足太阴部分，故腹痛；脾阳不能外达，故发热而恶寒。弦脉为寒，水湿凝固，此《伤寒》《金匮》之通例，以为肝病者谬也。间有肝邪乘脾脉弦腹痛者，要由脾虚湿胜，肝胆郁陷之气暴乘其虚，故先用小建中汤以实脾。凡脉见弦急，俱为水胜血寒。胎气张于内，少腹膨急而子脏开，风寒袭之，故少腹如扇。如扇云者，谓逐阵冷气相逼也。附子汤方，用附子以温肾，肾下水道接膀胱，故温肾而少腹自暖；茯苓、白术、人参以泄水而扶脾，湿邪去则寒热止而胎胀平；芍药能调阴络阻滞，故治腹痛，《伤寒论》所谓腹痛加芍药也。

师曰：妇人有漏下者，有半产后因续下血不绝者，有妊娠下血者，假令妊娠腹中痛，为胞阻，胶艾汤主之。

胶艾汤方

干地黄六两，川芎、阿胶、甘草各二两，艾叶、当归各三两，芍药四两。

上七味，以水五升，清酒三升，合煎，取三升，去滓，内胶令消尽，温服三升，日三服，不差更作。

妇人妊娠，有宿癥不去，致经血妄行者，前既出桂枝茯苓丸方治矣，但经血妄行，不能一致，有下少数之血相续不绝者，有因半产气虚不能摄血续下不止者，有冲激大下者。设妊娠见此证，但腹中痛，脐上不见跳动者，即为内无宿癥。宿癥利用攻，无癥则利用补，胞中之血不得上行冲任二脉，阻塞下陷，故名胞阻。胶艾汤方，地黄、阿胶以养血，川芎、艾叶以升陷而温寒，炙草以扶统血之脾，归、芍以行瘀而止痛，而下血腹痛愈矣。尝记丁巳年治潘姓漏下证，用仲师方治，改两为钱，服后腹中胀甚，二日而漏下止，二十日后生一男，今十七岁矣。

妇人怀孕，腹中疠痛，当归芍药散主之。

当归芍药散方

当归、川芎各三两，芍药一斤，茯苓、白术各四两，泽泻半斤。

上六味，杵为散，取方寸匕，酒和日二服。

妇人怀孕，全恃养胎之血。因怀孕之故，周身气血环转较迟，水湿不能随之运化，乃停阻下焦而延及腹部，此即腹中疞痛所由来。方用芎、归、芍以和血，并用茯苓、泽泻、白术以泄水而去湿，但令水湿去而血分调，疞痛自止。盖治病必伏其所主，宿食腹痛，则治以承气，得下即痛止；寒利腹痛，则治以四逆理中，寒去则痛止；肝乘脾腹痛，则治以小建中，脾安则痛止；蛔虫腹痛，则治以乌梅丸，虫下则痛止，皆不泛用止痛之药。当归芍药散之治孕妇疞痛，亦犹是耳。自世多不识病原之医士，乃有通治之套方，而古法浸荒矣。

妊娠，呕吐不止，干姜人参半夏丸主之。

干姜人参半夏丸方

干姜、人参各一两，半夏二两。

上三味，末之，以生姜汁糊为丸，梧子大，饮服十丸，日三服。

妊娠之妇，经血下停，上膈当然湿阻，故六十日后，当见干呕不能食之证，惟湿困脾阳，不妨竟用桂枝汤，但得脾阳略振，胃气自和。若夫湿积成水，停蓄心下，渗入于胃，胃中虚寒，遂有呕吐不止之变，法当去水温中。仲师因立干姜人参半夏丸方，但令心下之水与胃中之寒并去，呕吐自定。但半夏一味，决宜生用，并不可浸去麻性，以半数之干姜搀杂，又加姜汁为丸，入口必然不麻，否则药精华而用渣滓，以之泄水，恐无济也。

妊娠，小便难，当归贝母苦参丸主之。

当归贝母苦参丸方

当归、贝母、苦参各四两。

上三味，末之，炼蜜丸，如小豆大，饮服三丸，加至十丸。

小便难而上焦无热，则下焦水道不利，不由浮阳吸引可知；饮食如故，则心下又无水气。尝见妇人淋带多者，湿痰必少；一见湿痰上泛，淋带即少。则此证要由血虚生热，湿痰下注成淋，阻塞水道所致，贝母本去痰之品，亦主淋沥，此即湿痰与淋带，随发异名之确证。方用当归贝母苦参丸，当归补血，苦参泄热，此为妊娠大法，而主要则全在贝母一味，为其去淋沥之瘀塞而小便始通也。所以用丸不用汤者，则以湿浊黏滞，非一过之水所能排决也。

妊娠，有水气，身重，小便不利，洒淅恶寒，起即头眩，葵子茯苓散主之。

葵子茯苓散方

葵子一升，茯苓三两。

上二味，杵为散，饮服方寸匕，日二服，小便利则愈。

妊娠之妇，血凝气弱，入胃水饮，运化较难，故有气留积心下，上泛而呕吐者；亦有阻于膀胱，淋沥不清而小便难者。若夫水不化气，湿留肌肉，则病身重；三焦气阻，则小便不利；由肌及表，阳气不通，则洒淅恶寒；水气上乘，不凌心而犯头目，则心下不悸而起即头眩。葵子茯苓散专以滑窍利水为主，其病当愈，葵子滑胎而不忌者，所谓"有故无陨，亦无陨也"。

妇人妊娠，宜常服当归散。

当归散方

当归、黄芩、芍药、川芎各一斤，白术半斤。

上五味，杵为散，酒服方寸匕，日再服，妊娠常服即易产，胎无所苦，产后百病悉主之。

妊娠之妇，血凝而气聚，血凝则易生热，气聚则易生湿，湿热相抟则病腹痛。当归散所以为常服之品也，归、芍、川芎以和血，黄芩以清热，白术以燥湿，但令湿热清而血脉和，其胎即安。后世医家有胎前宜凉之说，由此方用黄芩始也。

妊娠，养胎，白术散主之。

白术散方

白术、川芎、蜀椒去汗，牡蛎各三分。

上四味，杵为散，酒服一钱匕，日三服，夜一服。但苦痛加芍药，心下毒痛倍加川芎，心烦吐痛不能食饮，加细辛一两，半夏大者二十枚。服之后，更以醋浆水服之；若呕，以醋浆水服之，复不解者，小麦汁服之，已后渴者，大麦粥服之。病虽愈，服之勿置。

人体有强弱，强者血分多于水分，而热度当高；弱者水分多于血分，而寒湿为胜，观当归散与白术散之异，知胎前宜凉之说，不可为训也。寒水太胜，则血热被压，下陷而不能升。白术散方，白术以燥湿，牡蛎以泄水，川芎以升陷，蜀椒以散寒，但令寒水下泄，血温上升，其胎即安。况水盛血虚之人，养胎尤为不易。故仲师于当归散后，别无增益之药，独于本方之后，辨证加药，并出善后方治，何其郑重分明乎！此无他，水微而血盛，不过热郁生燥，不似水胜血寒者，必有坠胎之变也。血瘀则腹痛，故加芍药以通络，水停心下，心脏血郁，故加升陷之川芎；水泛凌心，寒渍入胃，以至心烦吐痛（此痛与悬饮内痛同），不能食饮，故加细辛、半夏，以去水而蠲饮，服以醋浆者，所以平胆胃而止呕也。不解，以小麦汁服之者，以小麦养心除烦，兼能利水故也；若夫病已而渴，常服大麦粥者，以病原起于血虚，胃为生血之原，和胃降逆，俾能食饮，正所以补虚也。

妇人伤胎，怀身腹满，不得小便，从腰以下重，如有水状。怀身七月，太阴当养不养，此心气实，当刺泻劳宫及关元，小便微利则愈。

此承上养胎，旁及失养之证也。盖胎得养则安，失养则伤，但胎气营养不惟外借药力，抑更视其本体。初受胎二月，肝液养之，胎气安静；三四月胆火养之，胎至是而始动；五六月脾精养之，脾脏多湿，腹至是而始大；七八月肺阳养之，肺主气，故气充而液下济；九十月肾阴养之，肾主水，故腹以多水而益大。设令肺阴养胎之期，为湿邪凝阻，不能下济，湿之所聚，太阴气化不宣，因病腹满；气闭于上，水吸于下，故不得小便。第观其腰以下重，如有水气状，便可知病在下焦矣。"水气篇"云：肿在腰以下，当利小便。非其明证欤？但膈上气疏，利用从治，膈上气闭，便当曲治。所以然者，不宣上气，无论五苓散、猪苓汤，百无一效，正恐愈利而愈塞也。湿停于中，心气不得下交，则郁而上逆。心气实者，非心气自实，以有所阻隔而然也。脉中营气不动，脉外之卫气不得独行，心气闭于上，则肾气窒于下，故泻掌心之劳宫、脐下之关元，上下两泄，令小便微利即愈。譬之今人开煤油铁箱，上下各开一钉眼，以器下承之，油自从钉眼出，若但有下眼，便涓滴不出矣。

附：难产方治

妇人临产，有先下水一日而小儿不下者；有气血两虚，小儿欲出不出者。长女昭华制方，活人甚多。壬申冬十一月，长子湘人之室，亦以下水一日用之附录之，以告存心济世者，盖一举而救人二命也。

方用生潞党二两，当归三两，牛膝四两。

上三味，浓煎顿服，食顷即产。盖取其气血两补，并利用牛膝之坠胎也。气分充满者，去党参加牛膝一两。

妇人产后病脉证治第二十一

问曰：新产妇人有三病，一者病痉，二者病郁冒，三者大便难，何谓也？师曰：新产血虚多汗出，喜中风，故令病痉；亡血复汗，寒多，故令郁冒，亡津液胃燥，故大便难。

妇人怀孕，周身血及水液尽资养胎之用，至于临产，养胎之血及水液，载胎以出，譬之顺水行舟，水随舟下。产后血液虚耗，正不待言，阴亡于内，则阳张于外，阴耗阳张，故令肠胃内燥，肌腠外疏，营魄弱而汗液泄，风乘其虚，始则中风，风燥伤筋，因转为痉，此即瓜蒌桂枝汤证也。脾为统血之脏，血虚则脾精不行，肠胃燥而大便难。此即脾约麻仁丸证也。血分与阳气合则温，与阳气离则寒，西医谓血中无气者，妄也，但内含而不外散耳（血中无气，安有热度）。产后亡血而阳浮于上，阳浮则表虚而汗出，阴寒袭虚，内脏微阳益不能支，因致郁而上冒若暴厥状，此桂枝去芍药加龙骨牡蛎汤证也。以上三证，并为亡阳伤津，要其为大便之难则一，设不大便无所苦，不妨徐俟津液之复，大便自通，虽不治亦可也。

产后郁冒，其脉微弱，呕不能食，大便反坚，但头汗出。所以然者，血虚而厥，厥而必冒，冒家欲解，必大汗出，以血虚下厥，孤阳上出，故头汗出。所以产妇喜汗出者，亡阴血虚，阳气独盛，故当汗出，阴阳乃复，大便坚，呕不能食，小柴胡汤主之。

此申上节郁冒、大便难出而发明其病理，非谓小柴胡汤可通治郁冒、大便难也。仲师所以不出方治者，正以证有轻重，剂量可随时增减也。至不明病理而妄治之，则殆矣。证情由于血虚，自当以养血为主，是故产后血虚，不惟桂枝去芍药加龙骨、牡蛎为治标之法，而初非正治，即仲师小柴胡汤，亦为大便坚、呕不能食而设，亦非通治郁冒。郁冒之脉所以微弱者，亦由血虚，血虚则肝阴亏而胆液生燥，少阳之气上逆，则呕不能食；呕则胃燥，津液不能下溉大肠而大便坚。故治此者，但需小柴胡汤以平胆胃之逆，使膈上津液足以下润大肠，诸恙可愈。若夫虚阳上浮，则但头汗出；阴虚阳越，则卫不与营和，但令助营气之弱，使与卫气相接，其病自愈。曰冒家欲解，必大汗出乃愈者，此即脏无他病，先其时发汗则愈宜桂枝汤之例也。如营气过弱，异于血实不行，即当去芍药；阳气上盛，吸水不降，即当加龙骨、牡蛎，可以片言决也。陈修园乃谓小柴胡汤通治郁冒及便难，有是理乎？予尝治湖南曹姓妇产后冒风恶寒泄泻之证，经前医两进小柴胡汤，泄泻虽止，而壮热头晕、多汗而喘、一身尽疼、恶露不行，予谓产后百脉空虚，风寒易入，此即恶寒泄泻所由来。此时不用温中补虚，反用解外之小柴胡汤张发其阳气，因有发热头晕之变。瘀血为阳气吸引，不得下行，故身痛；阳气郁冒于上，故多汗而喘。予即认定虚寒，用潞参三钱，炙黄芪三钱，熟地黄二两，归身五钱，附子三钱，麦冬四钱，外加姜、枣，一剂而浮阳减，继以胶艾汤，而恶露通。夫小柴胡汤能致郁冒，岂有本郁冒而反用小柴胡汤之理？足见仲师此方，专为大便坚、呕不能食而设。盖以止少阳之呕逆，留胃液而润肠燥，并欲下行之腑气，不为浮阳吸引也。仲师恐人误认为郁冒方治，故于节末另提大便坚、呕不能食两层，二者之中，又以呕不能食为主，然非好学深思、心知其意，未易为浅见寡闻道也（方见呕吐）。

病解能食，七八日更发热者，此为胃实，宜大承气汤主之。

病解能食，则胆胃气平而呕吐止，胃中津液得以下润大肠矣（小柴胡汤重用黄芩，令人大便泄，屡验）。乃至七八日更发热者，此必非阴虚生热可知也。但按其脉而滑大，便当乘胃气之强，用大承气汤以攻之，所谓曲突徙薪也。独怪近世医家，遇虚羸之体，虽大实之证，不敢竟用攻剂，不知胃实不去，热势日增，及其危笃而始议攻下，有惜其见机不早耳（方见伤寒）。

产后腹中疠痛，当归生姜羊肉汤主之，并治腹中寒疝，虚劳不足（疠，音绞，急也。陈修园以为缓痛，殊谬误）。

产后下血过多，其人水分不足，则因虚生燥而大便难；水分过多，则因虚生寒而腹中疠痛。当归生姜羊肉汤，当归以补血，生姜以散寒，羊肉以补虚，而疠痛可止。惟治腹中寒疝、虚劳不足，宜于本方中加生附子一枚，非惟去病，兼能令人有子。予于赵振声妻张氏亲验之。盖前此所以不孕者，以其有痛淋也（每痛必下白物一滴），服此方而痛淋止矣（方见"寒疝"）。

产后腹痛，烦满不得卧，枳实芍药散主之。

枳实芍药散方

枳实（烧，令黑勿太过），芍药各等分。

上二味，杵为散，服方寸匕，日三服。并主痈脓，大麦粥下之。

产后腹痛有三：一为虚寒之痛，上节所谓疠痛者是也，一为蓄血之痛，后节枳实芍药散治之有愈者是也；一为胃实血不流行之证，即此烦满不得卧者是也。血少而不能交会于心则烦，胃气顿滞则满，胃不和则胀懑而不得卧。方用芍药以通血分之瘀，枳实以导胃实之滞，并用大麦粥以调养肝脾，但使血分通调、中气疏畅，烦满自止；烦满止，然后营卫调适、卧寐坦然矣。

师曰：产妇腹痛，法当以枳实芍药散，假令不愈者，此为腹中有瘀血着脐下，宜下瘀血汤主之，亦主经水不利。

下瘀血汤方

大黄一两，桃仁三十个，䗪虫二十枚（去足熬，按此即地鳖虫）。

上三味，末之，炼蜜和为四丸，以酒一升煮丸，取八合顿服之，新血下如豚肝。

前证为血少不能流通兼胃浊失降之故，故其腹痛，虽与虚寒有别，要犹未为实证也。惟用前方不效者，乃可决为产后瘀血，而利用急攻。胞中之血由冲任吸引而上者，以脐下为冲要，故血瘀必着脐下。按：下瘀血汤方治，大黄、桃仁，与抵当同，惟用䗪虫而不用虻虫、水蛭则与抵当异，此二方所以不同者，要不可以不辨也。产后血去既多，不同经闭之证，故不用吮血之虫类，恐兼伤及新血也。䗪虫生于尘秽之中，善于攻窜而又不伤新血，故于产后为宜，虽亦主经水不利，气体虚羸者或宜之，要未可去坚癖之干血也。

产后七八日，无太阳证，少腹坚痛，此恶露不尽，热在里、结在膀胱也（二句旧讹为节末，今校正），不大便，烦躁发热，切脉微实，日晡时更倍烦躁发热（此句旧讹在日晡句上，无理，今校正），不食，食则谵语，至夜即愈，宜大承气汤主之。

产后七八日，无太阳证，则不病痉及郁冒可知。若少腹坚痛，则为产后恶露不尽，外虽无热，正以热结在里而血瘀胞中。此节盖借热入血室，引起阳明实证，故"热在里"二语，当在"恶露不尽"下，今在节末，则传写之误也。设证情为热入血室，则营气夜行于阳，当得夜分谵语。设但见不大便、烦躁发热，犹难断为阳明实证，惟切其脉滑大而实，乃可断为胃家实，加以日晡所太阴湿土当王，阳气衰而地中水气上行，此时不能稍抑其阳气，反见心中烦乱而手足无所措，热势倍于日中，即可断为阳明亢热。且不食则已，食即谵语，至夜中阴盛之时，谵语反止，其不为热入血室而为阳明实证明矣。仲师言宜大承气汤者，恐人误认为桃核承气证也。曾记戊辰年高长顺女病此二十余日，已更数医矣，其证能食，日晡所必发壮热，脉大而实，予用生大黄四钱、厚朴二钱、枳实四钱、芒硝三钱，一剂热除，即系此证。愚按："更倍发热"四字，当在"日晡时烦躁"下，《伤寒论》以日晡所发热属阳明，可为明证，反在日晡句上，亦误，特订正之。

产后风，续续数十日不解，头微疼，恶寒，时时有热，心下闷，干呕，汗出。虽久，阳旦证续在者，可与阳旦汤。

阳旦汤方

桂枝三两（去皮），芍药三两，甘草二两（炙），生姜三两（切），大枣十二枚（擘），附子一枚，牡桂四两。

产后之证，肌表空虚，中风较易。"续续"云者，以其虚而易受，故时乘而续受也；续而复续，因致数十日不解，头微疼，恶寒，时时有热，此皆太阳中风桂枝汤的证。太阳中风，肌腠闭而皮毛开，故汗出；湿痹肌肉，内困脾阳，故心下闷，《伤寒论》所谓系在太阴也。湿在心下，胃不能受，则为干呕；皮毛之浮汗，但泄水气，而肌理之营气不行，故虽至数十日，阳旦证依然不减，仍当用桂枝加桂并加炮附子一枚之阳旦汤，以助里阳而发肌理之汗，其病方愈。所以加牡桂、附子者，桂枝汤治其本病，病久而里阳虚，非加桂、附以助之，肌理之汗不出也。

产后中风发热，面正赤，喘而头痛，竹叶汤主之。

竹叶汤方

竹叶一把，葛根三两，防风、桔梗、桂枝、人参、甘草各一两，附子一枚（炮），生姜五两，大枣十五枚。

上十味，以水一斗，煮取二升半，分温三服，覆使汗出。颈项强，用大附子一枚，破之如豆大，前药扬去沫；呕者加半夏半升洗。

产后中风发热，起于血去过多而营气虚寒，风本阳邪，易于发热，不似寒邪外薄，皮毛之内，水气生寒，必待营热内抗然后发热也。但发热而面色赤，则阳郁于上，与恶寒时时有热者异；喘而头痛，则与头微疼者亦异。夫面正赤，为胃热上熏，"痰饮篇"可证也。然产后体虚，岂宜胃家未实，加大黄以利之，此一难也。中风表证未罢，固不应急攻其里，但在表之浮阳，吸阳明浮热上升，于清热一层，岂宜置之不论，而本体又甚虚寒，此二难也。惟喘而头痛，究为风热相抟，竹叶汤方治，竹叶、葛根以清胃热，防风、桔梗以散风而定喘，余则仍从阳旦汤意去芍药而加人参，所以去芍药加人参者，则以阴虚不任苦泄而急于营养之故。伤寒少阴下利，真武汤去芍药，吐下后液亏，桂枝、白虎二汤加人参，此其例也。予早年闻北京产妇三日后即服吉林参汤，一月后产妇气体如未产时，此其明证。又按：本方清太阳、阳明风热，温脾脏之虚寒，与桂枝加葛根汤、瓜蒌桂枝汤用意略同，不使阳邪内陷经腧，发为柔痓，倘亦上工治未病之旨乎。

妇人乳中虚，烦乱呕逆，安中益气，竹皮大丸主之。

竹皮大丸方

生竹茹，石膏各二分，桂枝、白薇各一分，甘草七分。

上五味，末之，枣肉和丸，弹子大，饮服一丸，日三夜二服，有热倍白薇，烦喘者，加枳实一分。

妇人乳汁为精血所化，常见乳子之妇终年月事不行，可为明证。乳中虚者，或产妇体本虚羸、纳谷减少，或因小吮乳过多，乳少不能为继，于是营阴不足、心中烦乱；胃纳既少，生血之源本自不足，加以无压之吸吮，引动胆胃之火，发为呕逆。仲师出竹皮大丸方治，竹茹、石膏以清胆胃之逆，三倍甘草以和中气，减半桂枝、白薇以略扶中阳而清里热，更用枣和丸以扶脾而建中，但令胃热除而谷食增，则生血之原既富，胆胃之上逆自平矣。

产后下利虚极，白头翁加甘草阿胶汤主之。

白头翁加甘草阿胶汤方

白头翁、甘草、阿胶各二两，秦皮、黄连、柏皮各三两。

上六味，以水七升，煮取二升半，内胶令消尽，分温三服。

产后下利，寒热不同，今但云下利虚极，白头翁加甘草阿胶汤主之，此仲师之失辞，不可为训者也。夫热利下重，则为白头翁汤证，加甘草以补中，阿胶以养血，亦第为热利虚极而设。夫产后血瘀不行，腐败而下利，为热；血去过多，因虚受凉而下利，为寒。予尝于丙午六月治梁姓妇人，因产后纳凉，下利腹痛，予用附、桂、炮姜，略加白头翁、秦皮，一剂而利止。所以用白头翁、秦皮者，以新产不无血热也，所以去黄连、柏皮者，以暴受新凉，不胜苦寒也。若必执成方以治病，与乡愚用单方何以异哉！

妇人杂病脉证治第二十二

妇人中风，七八日，续来寒热，发作有时，经水适断者，此为热入血室，其血必结，故使如疟状，发作有时，小柴胡汤主之。

妇人中风，延至七八日，适当经水初断，热除身凉，既而续发寒热，发作有时，不似病中风时昼夜无间，虽在中工，亦当知其非桂枝汤证。究其所以然，则以经水初断，标阳乘虚而陷血室，因是血结胞中，乘营气夜行于阳，发为寒热，旦即明了，一如疟之休作有时，但热邪甫陷，胞中定无干血，故但需小柴胡汤，使标阳之陷而入者，升发而出之，其病当愈，更不须桃核承气也，此虚实之辨也。

妇人伤寒，发热，经水适来，昼日明了，暮则谵语，如见鬼状者，此为热入血室，治之，无犯胃气用上二焦，必自愈。

伤寒始病，有已发热、未发热之别。妇人当伤寒发热之期，经水适来，则胞中之血未虚，发热则周身血分热度高，以至高之血热合始行之经血，热乃并入血室，卫气昼行于阳，水分无热，故明了；营气夜行于阳，血分有热，故暮即谵语，如见鬼状（俗称热昏）。此证血热在下，但需攻瘀。其病当已，所谓血自结下之愈也。断不可因谵语而妄用承气汤伤及胃气，亦不可发太阳之汗损上中二焦水液，致血热益无控制。桃核承气汤、抵当汤丸、下瘀血汤皆足以治之。陈修园乃以为无方之治深于治，盖未识仲师之旨也。

妇人中风，发热，恶寒，经水适来，得之七八日，热除，脉迟，身凉和，胸胁满如结胸状，谵语者，此为热入血室也。当刺期门，随其实而取之。

中风当翕翕发热之候，仍不免啬啬恶寒，此时病气全在肌表，在妇人虽经水适来，决无里证。乃得病七八日，脉迟身凉，则肌表邪热已解，似可无余病矣，乃一变为胸胁下满，如结胸状。设为太阳标热并水气结于胸胁，要惟有硬满而痛，不当谵语。谵语为阳明实证所常有，但此谵语，当如上节之发于暮夜，不在旦昼。以七八日经水适来推之，便可知标阳内陷血室。所以然者，经后血室空虚，邪热易为入也。热陷在经后，必无干血为患，故但刺乳旁一寸之期门，以泻肝胆之热，诸恙自平。盖胸胁主上、中二焦，肾下至膀胱属下焦，并为少阳部分，热郁胸胁，则犹未及下焦，随少阳之热结于上、中二焦者，先刺期门以泻之，不使下陷胞中；久成干血，所谓曲突徙薪也。

阳明病，下血谵语者，此为热入血室，但头汗出，当刺期门，随其实而泻之，濈然汗出者愈。

阳明为病，往往血热炽盛，迫水液而外泄，血热炽而肠燥，故谵语；水液涸于自汗，故阙上痛。斯二证，虽不下血，亦在所必有。若妇人病此，但头汗出，而一身无汗，似不当见谵语，则谵语固不由肠燥也（非大承气证）。太阳阳热，随三焦而陷胞中，则为蓄血。蓄血者不下血，今乃热血妄行，则此证又不同血结也（非抵当证）。盖水液不外泄，与热并居，若沸汤然，随三焦而下陷，胞中血海之血乃被灼而横溢，故惟泻期门以泄肝胆之郁，使血分之热得以外达表分，俾皮毛水分，受血热而蒸化成汗，则热退而病解矣。

妇人咽中如有炙脔，半夏厚朴汤主之。

半夏厚朴汤方

半夏一升，厚朴三两，茯苓四两，生姜五两，苏叶二两。

上五味，以水一斗，煮取四升，分温四服，日三夜一服。

湿痰阻滞，咽中气机不利，如有物梗塞，吐之不出，咽之不下，仲师于无可形容中，名之曰如有炙脔，即俗所称梅核气也。方用姜、夏以去痰，厚朴以宽胸膈，苏叶以开肺，茯苓以泄湿（茯苓无真者，药肆所售皆以水和面为之，浙江产又不出省，可用猪苓代），务令上膈气宽，湿浊下降，则咽中出纳无阻矣。此方癸酉二月，于四明刘姓男子亲试之，良验，惟不用人造之茯苓，改用有碱性泄黏痰之桔梗，为小异耳。又按：近世效方，有用半青半黄梅子，以食盐腌一昼夜，取出晒干，再腌再晒，以盐水干为度，每用青铜钱二枚夹二梅子，麻扎，入瓷瓶封固，埋地下百日取出，每用梅子一枚含口中，半刻，咽中梗塞即消，当附存之（曾记早年居乡时，见城隍庙道士宋左丞治咽喉痛胀闭塞，用青梅破开去核，中包明矾，烧灰研末，和皂角末少许吹入，吐出痰涎无算，咽喉即通，足见酸味之青梅当别具挥发性，不当如旧说之收敛矣）。

妇人脏躁，悲伤欲哭，象如神灵所作，数欠喜伸，甘麦大枣汤主之。

甘麦大枣汤方

甘草三两，小麦一升，大枣十枚。

上三味，以水六升，煮取三升，分温三服，亦补脾气。

师但言妇人脏躁而不言何脏，然病情方治可知也。肺主悲，亦主哭，悲伤欲哭，病当在肺。凡人倦则欠伸，精神强固则否，所以数欠伸者，脾阳不振而中气怠也。凡人饮食入胃，由脾气散津，上输于肺，脾精不能运输，则肺脏燥，肺阴虚，则主气之脏窒塞，故悲伤欲哭。方后别出"亦补脾气"四字，可知病机专属肺脏矣。方用甘、麦、大枣，专取甘未之药，俾脾精上输于肺，肺阴既充，则下足以贯注百脉，外足以输精皮毛，内外调达，气机舒畅；略无抑郁不和之气，悲伤欲哭之证，乃可不作，曰如有神灵者，甚言不能自主也。

妇人吐涎沫，医反下之，心下即痞，当先治其吐涎沫，小青龙汤主之。涎沫止，乃治痞，泻心汤主之。

膈间有寒饮，乃吐涎沫，此宜温药和之者也。乃不用温药而反下之，上膈水痰，断不能一下而尽，加以卫气不行，水气郁于皮毛之里，一经误下，在表水液乘虚入里，乃留积心下而成痞。故治此者当用小青龙汤，俾饮邪从汗外解，然后用大黄黄连泻心汤以泻心下之痞。否则饮邪方盘踞阳位，急于攻痞，正恐反被吸引，不得下达，盖先解表而后攻里，此固《伤寒》《金匮》之通例也。

妇人之病，因虚积冷结气，为诸经水断绝，至有历年，血寒积结胞门，寒伤经络，凝坚在上，呕吐涎唾，久成肺痿（旧讹作"痛"，今校正）。形体损分，在中盘结，绕脐寒疝；或两胁疼痛，与脏相连，或结热中，痛在关元，脉数无疮，肌若鱼鳞，时着男子，非止女身。在下来多（来，旧讹作未，今校正）。经候不匀，令阴掣痛，少腹恶寒；或引腰脊，下根气街，气冲急痛，膝胫疼烦，奄忽眩冒，状如厥颠（旧讹"巅"，今校正）；或有忧惨，悲伤多嗔。此皆带下，非有鬼神。久则羸瘦，脉虚多寒；三十六病，千变万端；审脉阴阳，虚实紧弦，行其针药，治危得安；其虽同病，脉各异源；子当辨记，勿谓不然。

此统述妇人经水之病也。人之一身，水分与血分平均，乃无有余不足之弊。若血分不足，水分不受血热蒸化，则寒凝气结而月事不行，血凝气结，则痛不及，此时用附子汤以温之。至有历年，寒伤胞门，癥瘕凝痼而坚癖，虽用抵当汤合桂枝茯苓丸下之，犹恐其无济也。大抵水寒血郁之证，久必生热，若冻瘃然，始则寒凝而痛，久乃热郁而溃，故有寒在上焦者，始则呕吐涎唾，久郁则成肺痿。"肺痿肺痈篇"云：肺痿或从呕吐，亡其津液，与此呕吐涎唾久成肺痿正同。盖液伤而燥，病在外，不比血热壅阻，病在肺脏之里。外燥为痿，里实为痈，故肺痈但有辟辟燥咳，必无呕吐，此云痈者误也。《内经》云：肺热叶焦，乃生痿蹙。上痿下蹙，故曰形体损分；或寒湿据于中部，出胃入肠，绕脐而痛，是名寒疝。此证脉必弦紧，寒在外则恶寒，在里则不欲食，发即白津出，手足厥冷，此大乌头煎证也。其痛连两胁，牵掣肾脏，甚则痛及少腹，此血虚水寒之当归羊肉汤证也。所谓热结于中者，亦缘水寒血凝、积久生热所致。始则痛，痛久则腐烂，瘀血生热，则脉数、外无疮疡；而血瘀在里，血不行于肌表，故肌若鱼鳞，此虚劳大黄䗪虫丸证也。此证下后血必纯黑，下之不早，必至虚极而死。癸酉正月，予于四明陈姓少年见之，其证肌肤甲错，腹部外皮焦黑，按之刺手，渴饮，彻夜不寐，大便累日不行，予因其内有干血也，用百合地黄合桃核承气轻剂，当晚下黑血无算，下后，觉恶寒甚，天明肢厥脉伏，病家大惊，乃就近延四明某医士，投以炮姜、附子，脉出身和，后予以附子理中继之，已得安睡，并能食，病家以为无患矣。后闻于六七日后，病者一寐不醒，盖干血虽去，而正气不支矣。然后叹时著男子非止女身之说，信而有征也。在下"未"多，于义未通，当系"来"字之误。温经汤方后月水来过多，当即此证。否则上既有血结胞门一证，此更别出经候不匀一证，岂得谓之"未多"耶？盖"在下来多"，即下经候不匀之说，或一月一中，经来二次，或月信过多，间月再来，或经行多日，以致前后参差不一，皆得以"来多"名之。厥阴之络，入于阴中，血亏而络燥，故令阴掣痛；血海在少腹左右，血海不温，故少腹恶寒；腰为水脏，后通督脉，水湿壅滞，阳气不通，则本脏及背脊酸疼；气街为足阳明动脉，在腿腹之交亦名气街，此脉由髀关抵伏兔、下膝髌，循经外廉，下至足跗，寒湿上阻，阳气被压，故气冲急痛、膝胫疼烦；此脉水脏不足，则燥而掣痛，为阳明之大承气证。水湿太过，阳气内陷，乃见此证，肾脏寒水一日不泄，阳气一日不通，桂枝芍药知母汤、麻黄附子细辛汤俱可参酌用之。血虚之人，往往猝然眩晕、颠仆道左、状如厥颠者，谓如暴厥而颠仆也。此证西医谓之脑贫血，治此者宜大补气血，近代所传防眩汤，大有成效。此证气血两虚，气虚则多悲，血虚则善怒，忽然颠仆，忽然悲哭，忽然嗔怒，状若神灵所作，其实非有鬼神，昔人谓之带下病（凡血虚阴亏癥瘕蓄血之类皆是，不专指淋沥），始病不觉，久乃羸瘦；此证多由血虚生寒，故但曰脉虚多寒，而无脉实多热之证。妇人有十二癥、九痛、七害、五伤、三因，其三十六病，变端百出，皆当决之于脉。脉左为阴，属精与血；右为阳，属气与水。或水盛而血寒，或液枯而血燥，而论脉终以紧弦者，紧则以始病气结于外，在内之血热，犹足与之相抗；至于沉弦，则水寒而血热消沮矣。治此者，或针泻期门，或针引阳气。血结者气实，药以泻之，水寒者阳虚，药以温之。所以针药异用者，谓验其脉而知病源不同也。此节或仲师自述师承，或门人述仲师之训，与全书文体不类，或亦因论列妇人杂病而附存之欤。

问曰：妇人年五十所，病下利，数十日不止，暮即发热，少腹里急，腹满，手掌烦热，唇口干燥，何也？师曰：此病属带下。何以故？曾经半产，瘀血在少腹不去。何以知之？其证唇口干燥，故知之，当以温经汤主之。

温经汤方

吴茱萸三两，当归、川芎、芍药、人参、桂枝、阿胶、丹皮、生姜、甘草各二两，半夏半升，麦冬一升。

上十二味，以水一斗，煮取三升，分温二服，亦主妇人少腹寒、久不受胎，兼治崩中去血，或月水来过多，及至期不来。

据《内经》女子七七四十九而天癸绝，则妇人年五十所而病下利，数十日不止，似与月事无关，但营气夜行于阳，病者暮即发热，病在血分可知，加以少腹里急，则瘀当在膀胱血海，腹满为脾湿下陷，手掌烦热，唇口干燥，脾精不得上行之象也。以病源论，当用大黄䗪虫丸；以现状论，当用附子理中丸，然则师何以指为带下证？所用者乃为温经汤，治远因而不据近因，不可不求其故也。盖带下之证，寒湿下注而浮阳上升，下寒故少腹急，上燥故唇口干燥；盖此妇旧有淋浊，少腹常急。究其远因，则以曾经半产，少腹留积败血，久而腐化，乃下白物，寒湿从之，历年不愈，津液下渗，故唇口燥；积瘀不尽，故少腹急，此二证，为未经下利时所恒有。今淋涩中止而病下利，知其血寒湿胜，陷入大肠，瘀血业经腐烂，故不用大黄䗪虫丸；病不在中而在下，故不用附子理中汤；用温经汤者，推其原以为治也。方中芎、归、芍、胶、丹皮，以和血而通瘀；桂枝以达郁而通阳；生姜、半夏以去水；麦冬、人参、甘草以滋液而润上燥；吴茱萸疏肝燥脾、温中除湿，故不治利而利可止也。予按：此为调经统治之方，凡久不受胎、经来先期后期，或经行腹痛，或见紫黑，或淡如黄浊之水，施治无不愈者。曾记寓华庆坊时，治浦东十余年不孕之妇，服此得子者六七家，江阴街四明范姓妇亦然，此其成效也。

带下，经水不利，少腹满痛，经一月再见者，土瓜根散主之。

土瓜根散方

土瓜根、芍药、桂枝、䗪虫各三分。

上四味，杵为散，酒服方寸匕，日三服。

带下、经水不利、少腹满痛，其为胞中蓄血可知，血瘀则生热，血分有热，故经一月而再见，且行经之期，既以有所阻碍，不得畅遂，余血停顿，遂与后月正期经水合并充牣，不及期而先事排泄，满者必溢，理固然也。土瓜即王瓜，味苦性寒，能驱热行瘀，黄疸变黑，医所不能治，用根捣汁，平旦温服，午刻黄从小便出，即愈，此可证通瘀泄热之作用；芍药能通凝闭之血络，故疡科方书常用京赤芍；䗪虫即地鳖虫，生灶下乱柴尘土中，善攻积秽，不穴坚土，故大黄䗪虫丸下瘀血汤用之，伤科亦用之，取其不伤新血也；用桂枝者，所以调达肝脾，变凝结为疏泄也，此土瓜根散之旨也。

寸口脉弦而大，弦则为减，大则为芤，减则为寒，芤则为虚，寒虚相抟，此名曰革。妇人则半产漏下，男子则亡血失精。

原本无末句，当系浅人删去，特补出之，并删旋覆花汤主之及方治。

此节一见于虚劳，一见于吐衄下血，二篇皆无方治，多"男子则亡血失精"七字，盖节末但有妇人句，语意正未毕也，不知何时浅人将末句删去，又将肝着方治旋覆花汤阐入，药不对病，此又何足致辨！若钱乙所谓半产漏下，气已下陷，焉有用旋覆花下气之理，特为中下人说法耳。"妊娠篇"不云妇人漏下及半产后下血不绝，胶艾汤主之乎？然则无干姜者为胶艾汤，加干姜即为胶姜汤。方治即在后一节，本条特为后一节补出脉象，原本固无方治也，说解详前。

妇人陷经漏下，黑不解，胶姜汤主之。

胶姜汤方　即胶艾汤加干姜，见《千金方》。

此承上节虚寒相抟言之，以虚寒之故，因病漏下，病由出于寒湿下陷，故名陷经。因寒湿下陷而瘀血色黑者日出不已，则法当温化。吾友丁甘仁云：凡吐血、下血见黑色者，皆当用附子理中汤以温运脾阳，服凉药者多死，数十年来不爽。则陷经黑不解之当用温药，要可类推，胶姜汤方治虽阙，其必为胶艾汤加干姜无疑也。方解详胶艾汤下，兹不赘。

妇人少腹如敦状（敦，音对，古礼器，体圆而膨其外，旁有两环，俗音如得，有瓦敦、锡敦诸器，形略同古器），小便微难而不渴，生后者，此为水与血俱结在血室也，大黄甘遂汤主之。

大黄甘遂汤方

大黄四两，甘遂、阿胶各二两。

上三味，以水三升，煮取一升，顿服，其血当下。

少腹满如敦状，谓如敦之膨其外也。少腹为血室所寄，膨在少腹，则胞中有蓄血可知，设令小便自利，直抵当汤证耳。乃小便微难而不渴，水液略无亏损，此即为产后水与血俱结胞门之确证（未产时水与血俱供养胎，产后排泄未尽，乃见此证），而为平人之所无。盖养胎之血及水，混合不别，临产则送小儿及胞衣出产门，一时不能畅泄，余者遂积胞中，治此者便当水血同治。大黄甘遂汤，甘遂以泄水，阿胶入血分，以生新血而去瘀，大黄入大肠，令水与血俱从大便出，少腹之满，可以立除。此与桃核承气汤、抵当汤、下瘀血汤之用大黄同意，盖取后阴容积较宽，瘀血之排泄易尽也。

妇人经水不利下，抵当汤主之。

抵当汤方

水蛭、蝱虫各三十个（熬），桃仁三十枚，大黄三两（酒浸）。

上四味，为末，水五升，煮取三升，温服一升。

妇人经水下利，有虚实、寒热之分，虚者宜温经汤，兼有湿热则宜土瓜根散，产后水与血俱结胞中则宜大黄甘遂汤，前数条已详言之矣。然则此条何以但言不利下，而主治乃为抵当汤？盖此条不举病状者，为其于《伤寒》"太阳篇"已备言之也。"太阳篇"云：热在下焦，少腹当硬满、小便不利者，下血乃愈，抵当汤主之。又云：脉沉结，少腹硬，小便自利，其人如狂者，血证谛也，抵当汤主之，其明证也。按：此证少腹必结痛，大便必黑，要以小便利为不易之标准，使但用寻常通经之药，岂有济乎？予昔在同仁辅元堂治周姓十七岁少女，时经停五月矣，以善堂忌用猛药，每日令服大黄䗪虫丸，不应，送诊期后，病者至江阴街寓所求诊，月事不行已抵七月，予用蝱虫、水蛭各一钱，大黄五钱、桃仁五十粒下之，下后以四物中参、芪善后，凡二剂，十年

243

来，于江阴街遇之，始知其嫁于小西门朱姓，已生有二子矣。

妇人经水闭不利，脏坚癖不止，中有干血，下白物，矾石丸主之。

矾石丸方

矾石三分（烧），杏仁一分。

上二味，末之，蜜丸枣核大，纳脏中，剧者再纳之。

妇人经闭，累月不至，犹未知其何证也。若子脏坚癖，少腹硬满不消，干血久停，因湿热而腐烂，时下白物（俗名白带），其病固显然矣。盖始则因热结而成干血，其继因浊痰下注而留湿，湿热蒸化，干血乃成白带。尝见妇人有痰病者，痰多则无淋，淋多即无痰，可为明证。故外治之法，要以去湿为主，而三倍矾石佐杏仁以破下陷之湿痰，而湿浊可去矣。

妇人六十二种风，腹中血气刺痛，红蓝花酒主之。

红蓝花酒

红蓝花二两。

上一味，酒一大升，煎减半，顿服一半，未止再服。

此节张隐庵注甚有意味，兹特引申之以博其趣。张云：红花色赤多汁，生血行血之品也，陶隐居主治胎产血晕、恶血不尽，绞痛（绞，本书作疠），胎死腹中，此可知红花作用，专主调适血分矣。又云：治风先治血，血行风自灭，此又可知红花虽行血之品，其作用实能治风矣。但血虚生风，有从内发者，有从外受者，从内发者，忽然头目眩转，令人倾仆，此宜气血两补，重用参、术、归、芍、地黄者也；从外受者，皮毛开泄，感受阳邪，此宜桂枝汤者也。红蓝花酒，究治何风？然观于方治用酒，可知其专主外风矣。《灵枢》云：饮酒者，卫气先行于皮肤，冲任之络散于皮肤肌腠间，肌表血虚，易受外风，故以生血行血之红花主治，而以酒助其药力，使得行于肌表，以拒外风之侵入。妇人月事时下，冲任之血不足，故治风以此方为宜，要之为外皮肤及筋骨酸疼之病，与中风正自不同。近世验方，有用延胡索、当归、牡桂等分研末，以酒调服，治周身痛不可忍者，意与此同。曰六十二种风，不过言通治之统方，举多数也。血行则腹中刺痛止，故亦兼治之，固不在六十二种之内也。

妇人腹中诸疾痛，当归芍药散主之。

妇人腹中疾痛，大要由于水湿太甚，血菀不通，前于"妊娠篇"妇人怀孕节言之已详。但怀孕之人，水血俱停，人尽知之，不知杂病亦有相类者。盖妇人经水按月而行，故血常不足，血不足而水湿有余，乃郁结于太阴部而为痛，此方泄湿行血，故可通治，要不惟为妊娠设也（方治见妊娠）。

妇人腹中痛，小建中汤主之。

此证俗名下肝气，妇人局量至为狭小，稍有怫逆，则气下沉而入腹，立见胀痛，所谓肝乘脾也。伤寒"太阳篇"云：阳脉急，阴脉弦，法当腹中急痛，宜小建中汤主之，重用甘味之药者，《内经》所谓肝苦急，食甘以缓之也（方治见虚劳）。

问曰：妇人病，饮食如故，烦热不得卧，而反倚息者，何也？师曰：此名转胞，不得溺也，以胞系了戾，故致此病，但当利小便则愈，肾气丸主之。

肾气丸方

干地黄八两，山药、山茱萸各四两，泽泻、丹皮、茯苓各三两，桂枝一两，附子一枚（炮）。

上八味，末之，炼蜜和丸，梧子大，酒下十五丸，加至二十丸，日再服。

饮食如故，则脾胃无病可知；烦热不得卧，又似阳明热证，若果阳明生燥，上膈决无水气湿痰，岂有反倚息如病痰饮咳逆之理？此甚可疑也。然究其所以倚息之故，则以小便不通之故。盖下流不通，则上源壅塞，其所以不通者，则以转胞了戾之故，通其小便，则上膈水气下行而倚息自平。所以烦热不得卧者，则以下焦闭结，而少阳之热上熏也，泄其水邪热之上熏者息矣。然则何以不用泄水之五苓散？曰：此阴阳两虚之证，恐其愈泄而愈不通也。尝见有气闭而小便不通者，以木通、车前、猪苓等药治之，百无一效，或用白归身一两、川芎五钱、佐以柴胡、升麻，一服即通，可见地黄、山萸、山药之补阴，桂、附之扶阳，为至不可少，必非专用茯苓、泽泻同等之药所能奏功也，用丹皮者，所以通壅塞也（"肠痈篇"有大黄牡丹汤，可为明证）。

妇人阴寒（字当作痒），温阴中，坐药，蛇床子散主之。

蛇床子散方

蛇床子。

上一味，末之，以白粉少许，和合相得，如枣大，棉裹，内之，自然温。

当云不痒。

妇人寒湿，下注阴中，或为白带，或为败血，久久化热，皆足生虫，虫多而蠕动，则痒不可忍，以川椒、百部洗之，往往不效，惟蛇床子散足治之。昔年予治一妇人历节风，愈后，自言阴痒不可忍，自用明矾泡水洗之，洗时稍定，少顷痒如故，予以此方授之，二日而瘥（详"历节篇"）。盖以蛇床子之燥烈合铅粉之杀虫，湿去虫死，其痒乃止，但予实变法用之，使之煎汤坐盆中洗之，然后扑以铅粉，此可知仲师立方之旨，在燥湿杀虫，而不在祛寒矣。陈修园乃谓遥承上节令阴掣痛、少腹恶寒证出其方治，岂其然乎？又按：阴寒不孕，另是一证，仲师当别有方治。近世所传吴茱萸、蜀椒各八两为末，炼蜜为丸弹丸大，棉裹内阴中，日夜一换，一月后，子宫温和即孕，用法与此方相似，或即仲师之遗方欤，否则本条所列病证，与方治固了不合也。

少阴脉滑而数者，阴中即生疮。阴中蚀，疮烂者，狼牙汤洗之。

狼牙汤方

狼牙三两。

上一味，以水四升，煮取半升，以棉缠筋如茧，浸汤，沥阴中，日四遍。

少阴脉，手太阴动脉之尺部也，属下焦。脉滑而数，属下焦湿热，湿热注于下焦，或为淋带，或为太阳蓄血，犹未可定为阴蚀也。惟阴中痒痛腐烂，乃可决为阴中生疮。狼牙草近今所无，陈修园以为可用狼毒代之，未知验否？但此证有虫与毒，即世俗所谓杨梅疮，似不知蛤蟆散为宜，方用硫黄三钱，胡椒二钱，研末纳蛤蟆口中，用线扎住，外用黄泥和水厚涂，入炭火烧之，俟泥团红透取出，候冷去泥细研，忌用铁器，用时以小磨麻油调，以鸡毛蘸涂患处，去其毒水，数日毒尽，虽肉烂尽亦愈。此葛仙《肘后方》也，自来注释家徒事说理，不求实用，岂仲师著书之旨欤？

胃气下泄，阴吹而正喧，此谷气之实也，膏发煎主之。

膏发煎方

猪膏半斤，乱发如鸡子大三枚。

上二味，和膏中煎之，发消药成，病从大（旧误作小）便出。

凡大便燥实之证，由回肠灼烁前阴者，则小便已而阴中疼热，其有不兼阳明实热而燥实者，在妇人则有阴吹，此非可以大承气汤治之也。阴吹如转矢气声，实由大便不通，矢气无从下泄，转从间道出，此证但苦肠中燥矢与阴络固结，故但用膏发煎以和血滑肠，则大便通而阴吹止矣。校《千金》云：太医史脱家婢黄病，服此燥粪下便差，神验，乃知方后从小便出为传写之误。黄坤载泄湿通膀胱之解，为大不通也。又按：门人吴炳南之妻每患肠燥，纳谷不多，予授以大半夏汤，服之甚效，间一二日不服，燥结如故，吴私念此胃实肠燥之证，乃自制猪膏发煎服之，一剂而瘥，乃知仲师"谷气之实"四字，早有明示人以通治他证之路，不专为阴吹设也。

《金匮发微》卷之四终

跋

　　戊辰之冬，家君注《金匮发微》成，托人抄写，不意为其友人借阅，稿多散佚，乃于辛未之春整理残稿，续加注释，由家君及湘人抄录一通，于是复成完书。稿藏于家，及今年丙子正月，及门诸子以家君行年六十有九，藉祝嘏 ❶ 称觞，谋刊刻行世，金曰可，乃由裴君德炎与钱君颂霞商定，托医学书局代售预约，次第校印，装订成书，其校字之役，乃归黄君汉栋与湘人分任之。湘人虽学识肤浅，于医学未能深造，而观家君数十年殚精极神之作，今且风行海内，传之永久，深喜私愿之克成也。敬述数语，以志缘起。

丙子闰三月上浣男湘人谨跋

---

❶　嘏（gǔ）：意为"福"，后来称"祝寿"为"祝嘏"。

重刊金匮发微跋

　　余髫龄多病及冠，荏弱如故，因有志学医，冀，一以健身，一以救人。吾父知而善之，遂负笈沪上，学岐黄术于丁师福保仲姑之门。丁师谓中医之道深邃难明，不若西医之易于入门，即授以生理、病理、解剖、药物诸书，分门指示前后三年。丁师见余时时涉猎中医，乃曰汝既吾国医，独学无师，势焉能入室。吾挚手江阴曹颖甫先生，文章道德著于当代，余力治医，卓然成家。今中医之驰名海上者多出其门，余为汝介绍。余大喜，执贽请见曹师为人和谐可亲，当时即授以所著《伤寒发微》一书，并为讲述麻黄汤之义理，滔滔不倦，余顷耳神会，不觉饥渴之皆忘也。丙子岁，师年六十有九，乃门诸子祝暇称斛金谓，师云《伤寒发微》久已刊行，而《金匮发微》一书稿成已久，尚未付梓，及宜寿之梨枣，以成全璧，众议既协，嘱余主其事。书成委肆经书，不胫而走，未及期年，伤寒金匮二书，竟馨无存书。八一三之郁，曹师遇难，伤寒金匮二书，纸版原存医学书局，亦以书肆易主，竟不知去向，书尽版毁，求书者

250

以无书为苦。今年春，千顷堂书局谋为重印，以余为金匮发微之发行人，驰书计议。余惟曹师是书，久为医界所推崇，但前此发行为数不多，知者憾之，今再版刊行，不特名著能广为传播，对于今日研究祖国医学遗产，亦大有帮助，协为筹划，排印既成附记数语于末。

公元一九五五年八月下浣日

门人无锡钱颂霞谨识

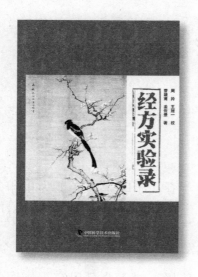

周　羚　王冠一　校

曹颖甫　姜佐景　著

　　曹颖甫一生治医专宗仲景，以善用经方闻名。医案存稿绝少，《经方实验录》由门人姜佐景整理，是曹氏长期临床效验的缩影和精华荟萃，姜氏佐以说解。曹氏审阅后，逐案加以评语。

　　全书分上、中、下3卷，收录医案近百则。其中大多医案有一剂知，二剂已，甚则覆杯而愈的效果。书中将医案、医话混合编排，病情记载详尽真切，逢不治者，也从实叙述，不加粉饰。

　　另，曹氏擅诗、书、画，有诗集流传至今，读诗文可感其人风骨精神，故附于书末，供读者赏析。